LEÇONS

SUR LES

MALADIES DARTREUSES

PROFESSÉES A L'HOPITAL SAINT-LOUIS

PAR

Le Docteur HARDY

Professeur de pathologie interne à la Faculté de médecine de Paris, médecin de l'hôpital Saint-Louis, Membre de l'Académie impériale de médecine, chevalier de la Légion d'honneur, etc.

RÉDIGÉES ET PUBLIÉES

Par le docteur Léon MOYSANT

Ancien interne des hôpitaux.

APPROUVÉES PAR LE PROFESSEUR

TROISIÈME ÉDITION

Considérablement augmentée

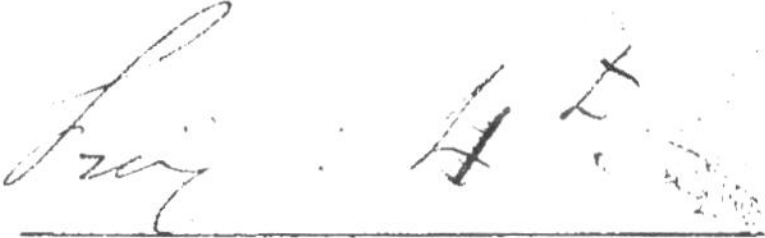

PARIS

ADRIEN DELAHAYE, LIBRAIRE-ÉDITEUR

PLACE DE L'ÉCOLE-DE-MÉDECINE

1868

EXTRAIT DU CATALOGUE

DE LA LIBRAIRIE ADRIEN DELAHAYE

ANGEL. **Des ongles** au point de vue anatomique, physiologique et pathologique, in-8 de 148 pages et 6 figures intercalées dans le texte. Paris, 1868. 3 fr.

ANDHOUI. **Pathologie générale de l'empoisonnement par l'alcool,** in-8 de 130 pages, 1868.................................. 2 fr.

ANFRUN. **De la valeur diagnostique et pronostique de la température** et du pouls dans quelques maladies, in-8 de 95 pages et 13 pl., 1868.. 3 fr.

BAZIN, médecin de l'hôpital Saint-Louis, etc. **Leçons sur la scrofule,** considérée en elle-même et dans ses rapports avec la syphilis, la dartre et l'arthritis. 1 vol. in-8, 2e édition, revue et considérablement augmentée. Paris, 1861.. 7 fr. 50

BAZIN. **Leçons théoriques et cliniques sur les affections cutanées parasitaires,** professées à l'hôpital Saint-Louis, rédigées et publiées par POUQUET, revues et approuvées par le professeur. 2e édition, revue et augmentée. 1 vol. in-8 orné de 5 planches sur acier. 1862........... 5 fr.

BAZIN. **Leçons théoriques et cliniques sur la syphilis et les syphilides,** professées à l'hôpital Saint-Louis par le Dr BAZIN, publiées par le Dr DUBUC, revues et approuvées par le professeur. 2e édition considérablement augmentée. Paris, 1866. 1 vol. in-8 accompagné de 4 magnifiques planches sur acier, figures coloriées.......................... 10 fr.
Sépia.. 8 fr.

BAZIN. **Leçons théoriques et cliniques sur les affections cutanées de nature arthritique et dartreuse,** considérées en elles-mêmes et dans leurs rapports avec les éruptions scrofuleuses, parasitaires et syphilitiques, professées à l'hôpital Saint-Louis par le docteur BAZIN, rédigées et publiées par le docteur J. BESNIER, revues et approuvées par le professeur. 2e édition considérablement augmentée. Paris, 1868, 1 vol. in-8.... 7 fr.

BAZIN. **Leçons théoriques et cliniques sur les affections cutanées artificielles et sur la lèpre, les diathèses, le purpura, les difformités de la peau,** etc., professées à l'hôpital Saint-Louis par le docteur BAZIN, recueillies et publiées par le docteur GUÉRARD, revues et approuvées par le professeur. Paris, 1862. 1 vol. in-8.................... 6 fr.

BAZIN. **Leçons sur les affections génériques de la peau,** professées à l'hôpital Saint-Louis par le docteur BAZIN, recueillies et publiées par les docteurs BAUDOT et GUÉRARD, revues et approuvées par le professeur. Paris, 1862 et 1865. 2 vol. in-8.................................... 11 fr.
Le tome II se vend séparément.............................. 6 fr.

BAZIN. **Examen critique de la divergence des opinions actuelles en pathologie cutanée,** leçons professées à l'hôpital Saint-Louis par le docteur BAZIN, rédigées et publiées par le docteur LANGRONNE, revues et approuvées par le professeur. 1 vol. in-8. Paris, 1866......... 3 fr. 50

BAZIN. **Leçons sur le traitement des maladies de la peau par les eaux minérales.** 1 vol. in-8. (*Sous presse.*)

BERGEON. **Des causes et du mécanisme du bruit de souffle,** in-8 de 103 pages avec 40 figures intercalées dans le texte. Paris, 1868.... 3 fr.

BIDLOT. **Etudes sur les diverses espèces de phthisie pulmonaire et sur le traitement applicable à chacune d'elles.** 1 vol. in-8o de 253 pages. Paris, 1868.. 4 fr.

CARRIÈRE. **De la tumeur hydatique alvéolaire** (tumeur à échinocoques multiloculaire), in-8 de 190 pages, avec 1 planche en chromo-lithographie. Paris, 1868 .... 3 fr. 50

CAZENAVE (A.). **Pathologie générale des maladies de la peau**, 1 vol. in-8. Paris, 1868 .... 7 fr.

CHARCOT, professeur agrégé à la Faculté de médecine de Paris, médecin de l'hospice de la Salpêtrière, etc. **Leçons cliniques sur les maladies des vieillards et les maladies chroniques**, recueillies et publiées par le docteur Ball, professeur agrégé à la Faculté de médecine de Paris, etc. 1868, 1 vol. in-8 avec figures intercalées dans le texte, et 3 planches en chromolithographie, avec un joli cartonnage en toile .... 6 fr. 50

CHEVALIER (Arthur). **L'étudiant micrographe**. Traité théorique et pratique du microscope et des préparations. Ouvrage orné de planches représentant 300 infusoires et de 200 figures dans le texte. 2e édition, augmentée des applications à l'étude de l'anatomie, de la botanique et de l'histologie, par MM. Alphonse de Brebisson, Henry van Heurck et G. Pouchet. 1 vol. in-8 de 563 pages. Paris, 1865 .... 7 fr. 50

CHEVALIER. **Manuel de l'étudiant oculiste**, traité de la construction et de l'application des lunettes pour les affections visuelles. 1 vol. in-18 jésus de 300 pages et 90 figures intercalées dans le texte. Paris, 1868 ..... 3 fr.

DAUDÉ. **Traité de l'érysipèle épidémique**. 1 vol. in-8 de 344 pages, 1867. *Ouvrage récompensé par l'Académie impér. de médecine.* 5 fr. 50

DUPOUY. **Étude sur l'action physiologique et thérapeutique** des bains de mer froids, in-8. Paris, 1868 .... 1 fr. 50

DURAND. **Des anévrysmes du cerveau** considérés principalement dans leurs rapports avec l'hémorrhagie cérébrale, in-8 de 129 pages avec 4 figures intercalées dans le texte. Paris, 1868 .... 2 fr. 50

FANO, professeur agrégé à la Faculté de médecine de Paris, etc. **Traité pratique des maladies des yeux**, contenant des résumés d'anatomie des divers organes de l'appareil de la vision. Illustré d'un grand nombre de figures intercalées dans le texte et de 20 dessins en chromolithographie. Paris, 1866. 2 vol. in-8 .... 17 fr.

FANO. **Traité élémentaire de chirurgie**. 2 vol. in-8 avec figures dans le texte. 1re partie, 1868 .... 6 fr.

FOLLIN, professeur agrégé, chargé du cours de clinique des maladies des yeux à la Faculté de médecine de Paris, chirurgien de l'hôpital du Midi, etc. **Leçons sur les principales méthodes d'exploration de l'œil malade**, et en particulier sur l'application de l'ophthalmoscope au diagnostic des maladies des yeux, rédigées et publiées par Louis THOMAS, interne des hôpitaux, revues et approuvées par le professeur. Paris, 1863. 1 vol. in-8 de 300 pages, avec 70 figures dans le texte et 2 planches en chromolithographie, dessinées par Lackerbauer .... 7 fr.

FORT, docteur en médecine, ancien interne des hôpitaux de Paris, etc. **Traité élémentaire d'histologie**. Paris, 1863. In-8 de 336 pages... 5 fr. 50

FORT. **Anatomie descriptive et dissection**, contenant un précis d'embryologie avec structure microscopique des organes et celle des tissus. 2e édition très-augmentée. 2 vol. in-12 avec plus de 600 figures intercalées dans le texte. Paris, 1868.

FOUCHER, professeur agrégé à la Faculté de médecine de Paris, chirurgien des hôpitaux, etc. **Traité du diagnostic des maladies chirurgicales.** Paris, 1866. In-8 de 404 pages avec figures intercalées dans le texte.. 6 fr.

2e partie. Paris, 1868. 1 vol. in-8 avec figures dans le texte.

FOURNIÉ (Édouard), médecin adjoint des sourds-muets. **Physiologie de la voix et de la parole.** 1 vol. in-8 de 816 pages avec figures dans le texte. Paris, 1866.. 10 fr.

FOURNIÉ. **Physiologie et instruction du sourd-muet** d'après la physiologie des divers langages. 1 vol. in-18 de 228 pages. Paris, 1868. 2 fr. 50

FRANÇAIS. **Du frisson dans l'état puerpéral**, in-8 de 196 pages avec 6 planches lithographiées. Paris, 1868........................ 3 fr.

FRARIER. **Étude sur le phlegmon des ligaments larges.** In-8 de 104 pages. 1866.. 2 fr. 50

FREDET. **De l'emploi du chloroforme dans les accouchements simples, dans les opérations obstétricales, et dans l'éclampsie des femmes en couches.** In-8 de 146 pages. 1867......... 2 fr. 50

GARROD. **La Goutte**, sa nature, son traitement et **Le Rhumatisme goutteux**, ouvrage traduit par A. Ollivier, chef de clinique et sous-bibliothécaire à la Faculté de médecine de Paris, et annoté par J. M. Charcot, professeur agrégé à la Faculté de médecine de Paris, médecin de l'hospice de la Salpêtrière, etc. 1867. 1 vol. in-8 de 710 pages, avec 26 figures intercalées dans le texte, et 8 planches coloriées................................ 12 fr.

Avec un joli cartonnage en toile.............................. 13 fr.

GIMBERT. **Mémoire sur la structure et la texture des artères.** In-8 de 68 pages, avec 3 planches. Paris, 1866.......................... 3 fr.

GINGEOT. **Essai sur l'emploi thérapeutique de l'alcool chez les enfants**, et en général sur le rôle de cet agent dans le traitement des maladies aiguës-fébriles. In-8 de 159 pages. 1867.................. 2 fr. 50

GIRALDÈS, chirurgien de l'hôpital des Enfants, etc. **Leçons cliniques sur les maladies chirurgicales des enfants**, recueillies et publiées par MM. Bourneville et Bourgeois, revues par le professeur. 1 fort vol. in-8 avec un grand nombre de figures dans le texte. Paris, 1868.

GIRAUD. **Un chapitre de la phthisie.** Tuberculisation des organes génitaux de la femme, in-8 de 80 pages. Paris, 1868.......................... 2 fr.

GOSSE. **Des taches au point de vue médico-légal.** In-8 de 96 pages avec 3 planches. 1863.. 3 fr.

GOSSELIN, professeur de clinique chirurgicale à la Faculté de médecine de Paris, etc. **Leçons sur les hernies**, professées à la Faculté de médecine de Paris, recueillies et publiées par le docteur Léon Labbé, professeur agrégé, chirurgien du Bureau central. 1 vol. in-8 de 500 pages, avec figures dans le texte. Paris, 1864.. 7 fr.

GOSSELIN. **Leçons sur les hémorrhoïdes.** 1 vol. in-8. Paris, 1866. 3 fr.

GOUBERT. **De la perceptivité normale et surtout anormale de l'œil pour les couleurs, spécialement de l'achromatopsie ou cécité des couleurs.** In-8 de 164 pages. 1867.......................... 3 fr. 50

GRAVES. **Leçons de clinique médicale**, précédées d'une introduction de M. le professeur Trousseau, ouvrage traduit et annoté par le docteur Jaccoud, professeur agrégé à la Faculté de médecine de Paris, médecin des hôpitaux Deuxième édition, revue et corrigée. Paris, 1863. 2 forts vol. in-8. 20 fr.

GRENIER. **Étude médico-psychologique du libre arbitre humain**, 3e édition, in-8 de 104 pages. Paris, 1868.......................... 2 fr.

GRENIER. **Du ramollissement sénile du cerveau**, précédé d'une dédicace à Mgr Dupanloup, in-8 de 404 pages, 1868................ 2 fr.

GRIESINGER, professeur de clinique médicale et de médecine mentale à l'Université de Berlin. **Des maladies mentales et de leur traitement.** Ouvrage traduit de l'allemand sous les yeux de l'auteur par le docteur Doumic, accompagné de notes par M. le docteur Baillarger, médecin de la Salpêtrière, membre de l'Académie de médecine. 1 vol. in-8. Paris, 1868. 9 fr.

GROS (Léon) et LANCEREAUX. **Des affections nerveuses syphilitiques.** Paris, 1861. 1 vol. in-8.. 7 fr.

Ouvrage couronné par l'Académie impériale de médecine.

GUÉRIN (Alphonse), chirurgien de l'hôpital Saint-Louis, etc. **Leçons cliniques sur les maladies des organes génitaux externes de la femme.** Leçons professées à l'hôpital de Lourcine. 1 vol. in-8 de 530 pages. Paris, 1864.. 7 fr.

HAYEM. **Études sur les diverses formes d'encéphalite.** Anatomie et physiologie pathologiques, in-8 de 201 pages avec 2 pl., 1868. 3 fr. 50

JACCOUD, professeur agrégé à la Faculté de médecine de Paris, médecin des hôpitaux de Paris, etc. **Études de pathogénie et de sémiotique, les paraplégies et l'ataxie du mouvement**, etc. 1 fort vol. in-8. Paris, 1864.. 9 fr.

JACCOUD. **Leçons de clinique médicale,** faites à l'hôpital de la Charité. 1 fort vol. in-8 de 878 pages, avec 29 figures et 11 planches en chromolithographie. 1867.. 15 fr.

Avec un joli cartonnage en toile.......................... 16 fr.

JACCOUD. **De l'organisation des Facultés de médecine en Allemagne.** Rapport présenté à Son Excellence le ministre de l'instruction publique, le 6 octobre 1863. 1 vol. in-8 de 175 p. Paris, 1864. 3 fr. 50

JULLIARD. **Des ulcérations de la bouche et du pharynx dans la phthisie pulmonaire.** In-8 de 76 pages avec 2 planches. Paris, 1865. 3 fr.

KUBORN, professeur d'hygiène industrielle et professionnelle à l'école industrielle de Seraing, etc. **Étude sur les maladies particulières aux ouvriers mineurs employés aux exploitations houillères en Belgique.** Paris, 1863. 1 vol. grand in-8 de 300 pages............ 6 fr.

LABORDE, ancien interne des hôpitaux de Paris, lauréat de la Faculté. **De la paralysie** (dite essentielle) **de l'enfance**, des déformations qui en sont la suite, et des moyens d'y remédier. 1 vol. in-8 de 276 pages, accompagné de 2 planches dont une coloriée. Paris, 1864.................. 5 fr.

LABORDE. **Le ramollissement et la congestion du cerveau principalement considérés chez le vieillard.** Étude clinique et pathogénique. 1 vol. in-8 de 120 pag., avec planche contenant 6 fig. Paris, 1866. 6 fr.

LANGLEBERT (Edm.). **Nouvelle doctrine syphilographique. — Du chancre** produit par la contagion des accidents secondaires de la syphilis, suivi d'une nouvelle étude sur les moyens préservatifs des maladies vénériennes. 2e édition, revue et augmentée du rapport de M. CULLERIER à la Société de chirurgie. In-8. Paris, 1862...................... 2 fr. 50

LANGLEBERT. **Aphorismes sur les maladies vénériennes,** suivis d'un Formulaire spécial. 1 joli vol. in-32. Paris, 1868.............. 2 fr.

Avec un joli cartonnage en toile.......................... 2 fr. 75

LASKOWSKI. **Étude sur l'hydropisie enkystée de l'ovaire et son traitement chirurgical.** In-8 de 111 pages. 1867......... 2 fr. 50

LEBRETON. **Des différentes variétés de la paralysie hystérique,** in-8 de 156 pages, 1868 .... 2 fr. 50

LEDENTU, prosecteur à la Faculté de médecine de Paris. **Anatomie et physiologie des veines des membres inférieurs.** In-8 avec 1 planche. Paris, 1868 .... 2 fr. 50

LEFEUVRE. **Études physiologiques et pathologiques sur les infarctus viscéraux.** In-8 de 130 pages et 1 planche. 1867. . 2 fr. 50

LEJEAL, chirurgien en chef de l'Hôtel-Dieu de Valenciennes, etc. **Mélanges de chirurgie.** 1 vol. in-8, 1868 .... 5 fr.

LEMPEREUR. **Des altérations que subit le fœtus après sa mort dans le sein maternel.** In-8 de 148 pages. 1867 .... 3 fr.

MALGAIGNE. **Leçons d'orthopédie,** professées à la Faculté de médecine de Paris, recueillies par MM. Guyon et Panas, prosecteurs de la Faculté de médecine de Paris, revues et approuvées par le professeur. 1 vol. in-8 accompagné de 5 planches dessinées par M. Léveillé. Paris, 1862. 6 fr. 50

MARTINEAU, docteur en médecine, ancien interne lauréat des hôpitaux de Paris (Médaille d'or). **Des endocardites.** 1 vol. in-8 de 160 pages et 1 planche. Paris, 1866 .... 3 fr. 50

MAUGENEST. **Étude critique sur la nature et le traitement de l'éclampsie puerpérale.** In-8 de 102 pages. Paris, 1867 ...... 2 fr. 50

MONOD. **De l'encéphalopathie albuminurique aiguë** et des caractères qu'elle présente en particulier chez les enfants, in-8 de 170 pages, 1868. 2 fr. 50

MORDRET. **Traité pratique des affections nerveuses et chloro-anémiques** considérées dans les rapports qu'elles ont entre elles. Paris, 1861. 1 vol. in-8 de 496 pages .... 6 fr.

Ouvrage qui a obtenu un prix de l'Académie impériale de médecine.

MOUGEOT. **Recherches sur quelques troubles de nutrition consécutifs aux affections des nerfs.** Grand in-8 de 152 pages. 1867. 3 fr.

NONAT. **Traité des dyspepsies,** ou Études pratiques de ces affections, basée sur les données de la physiologie expérimentale et de l'observation clinique. 1 vol. in-8 de 230 pages. Paris, 1862 .... 3 fr. 50

NONAT. **Traité théorique et pratique de la chlorose avec une étude spéciale sur la chlorose des enfants.** In-8 de 211 pages. Paris, 1864 .... 3 fr. 50

ORDENSTEIN. **Sur la paralysie agitante** et la sclérose en plaques généralisé, in-8 de 86 pages avec 2 pl. en chromolithographie. Paris, 1868. 2 fr. 50

PÉCHOT, professeur de pathologie interne à l'Ecole de médecine de Rennes, etc. **Principes de pathologie générale.** 1 volume in-12 de 424 pages. 1867 .... 4 fr.

PELVET. **Des anévrysmes du cœur.** In-8 de 172 pages, avec 2 planches. 1867 .... 3 fr. 50

PERNOT. **Étude sur les accidents** produits par les piqûres anatomiques, in-8 de 105 pages, 1868 .... 2 fr.

PIORRY, professeur de clinique médicale à la Faculté de Paris, membre de l'Académie, etc. **La médecine du bon sens.** De l'emploi des petits moyens en médecine et en thérapeutique. 2e édition. 1 vol. in-12. Paris, 1867 .... 5 fr.

PRÉVOST et COTARD. **Études physiologiques et pathologiques sur le ramollissement cérébral.** 1 vol. grand in-8 avec 4 planches en chromolithographie. 1866 .... 5 fr.

POULIOT. **Ponction vésicale hypogastrique**. Rapports de la paroi antérieure de la vessie, in-8 de 128 pages, 1868 . . . . 2 fr. 50

PITON. **Étude sur le rhumatisme**, in-8 de 220 pages, 1868. . . 3 fr. 50

RICORD, chirurgien de l'hôpital du Midi, membre de l'Académie de médecine, etc. **Leçons sur le chancre**, professées à l'hôpital du Midi, recueillies et publiées par le docteur A. FOURNIER, suivies de notes et pièces justificatives et d'un formulaire spécial. 2e édition, revue et augmentée. Paris, 1860. 1 vol. in-8 de 549 pages . . . . 7 fr.

ROTTENSTEIN et LEBERT. **De la carie des dents**. 1 vol. in-8 avec planches. Paris, 1868. . . . . 3 fr.

ROUBY. **Du traitement des varices et spécialement du procédé par les injections de liqueur iodo-tannique**. In-8 de 121 p. 1867. 2 fr.

ROUYER. **Études médicales sur l'ancienne Rome**. Les bains publics de Rome, les magiciennes, les philtres, etc.; l'avortement, les eunuques, l'infibulation, la cosmétique, les parfums, etc. Paris, 1859. 1 vol. in-8. 3 fr. 50

SAINT-VEL, ancien médecin civil à la Martinique. **Traité des maladies intertropicales**. 1 vol. in-8 de 524 pages. Paris, 1868. . . . . 7 fr.

SAPPEY, professeur d'anatomie à la Faculté de médecine de Paris, etc. **Traité d'anatomie descriptive**, avec figures intercalées dans le texte. 2e édition entièrement refondue. Tome Ier, **Ostéologie et Arthrologie**. 1 vol. in-8 avec 226 fig. Paris, 1867. Prix du tome Ier . . . . 12 fr.
Tome II, **Myologie et Angiologie**. (*Sous presse.*)

SENTEX. **Des altérations que subit le fœtus** après sa mort dans la cavité utérine et de leur valeur médico-légale, in-8 de 92 pages, 1868. 2 fr.

SPIESS. **De l'intervention chirurgicale dans la rétention d'urine.** 1 vol. in-8 de 90 pages. Paris, 1866. . . . . 2 fr.

STOKES, professeur royal de médecine à l'Université de Dublin, etc. **Traité des maladies du cœur et de l'aorte**, ouvrage traduit par le docteur SÉNAC, médecin consultant à Vichy. In-8 de 746 p. Paris, 1864. . 10 fr.

TIXIER. **Considérations sur les accidents à forme rhumatismale de la blennorrhagie**. In-8 de 95 pages. 1866. . . . . 2 fr.

TRÉLAT, médecin de la Salpêtrière, etc. **La folie lucide, considérée au point de vue de la famille et de la société**. 1 vol. in-8. Paris, 1861 . . . . 6 fr.

TRIQUET. **Leçons cliniques sur les maladies de l'oreille**, ou Thérapeutique des maladies aiguës et chroniques de l'appareil auditif. 1 vol. in-8 de 439 pages, avec figures dans le texte. Paris, 1866. . . . . 6 fr.

VELPEAU, clinique chirurgicale de la Charité. **Leçons sur le diagnostic et le traitement des maladies chirurgicales**, recueillies et rédigées par A. REGNARD, interne des hôpitaux, revues par le professeur. In-8 de 60 pages. Paris, 1866 . . . . 1 fr. 50

VIRCHOW, professeur d'anatomie pathologique à la Faculté de médecine de Berlin, membre correspondant de l'Institut de France. **La syphilis constitutionnelle**. Traduit de l'allemand par le docteur Paul PICARD; édition revue, corrigée et considérablement augmentée par le professeur. Paris, 1860. 1 vol. in-8, avec figures dans le texte. . . . . 4 fr.

VOELKER. **De l'arthritite blennorrhagique**, in-8 de 151 pages, 1868. 2 fr. 50

WILLIÈME. **Des dyspepsies dites essentielles**. Leur nature et leurs transformations, 1 vol. in-8 de 620 pages, 1868. . . . . 8 fr.

Paris. — Imprimerie de E. Martinet, rue Mignon, 2.

LEÇONS

SUR LES

MALADIES DARTREUSES

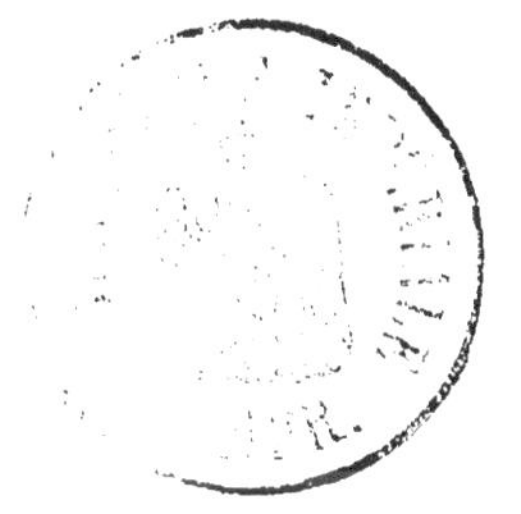

Paris. — Imprimerie de E. Martinet, rue Mignon, 2.

LEÇONS

SUR LES

MALADIES DARTREUSES

PROFESSÉES A L'HOPITAL SAINT-LOUIS

PAR

LE DOCTEUR HARDY

Professeur de pathologie interne à la Faculté de médecine de Paris, médecin de l'hôpital Saint-Louis,
Membre de l'Académie impériale de médecine, chevalier de la Légion d'honneur, etc.

RÉDIGÉES ET PUBLIÉES

Par le docteur Léon MOYSANT

Ancien interne des hôpitaux.

APPROUVÉES PAR LE PROFESSEUR

TROISIÈME ÉDITION

Considérablement augmentée

PARIS

ADRIEN DELAHAYE, LIBRAIRE-ÉDITEUR

PLACE DE L'ÉCOLE-DE-MÉDECINE

1868

PRÉFACE

DE LA PREMIÈRE ET DE LA DEUXIÈME ÉDITION

Pendant de longues années, les maladies de la peau ont été mal étudiées et mal connues : les médecins regardaient comme au-dessous d'eux de s'occuper de ces affections, et leur traitement était abandonné aux empiriques et aux médicastres; de même que de nos jours nous laissons quelques affections spéciales aux dentistes et aux pédicures. De cet abandon injuste il en est résulté une ignorance complète des maladies de la peau. Leur nom était à peine bien défini, la même dénomination s'appliquant à plusieurs affections différentes et les mêmes affections étant dénommées par des désignations variées. Quant aux descriptions relatives à l'aspect, à la marche, aux symptômes concomitants des éruptions, elles laissaient tant à désirer, que c'est toujours avec une grande peine qu'on parvient à reconnaître une affection déterminée au milieu des détails peu précis que nous ont laissés les auteurs.

A la fin du siècle dernier, Plenck et surtout Willan ont commencé à débrouiller ce chaos. Willan et son disciple Bateman ont régulièrement défini les lésions observées dans les maladies de la peau ; ils ont donné à la nomenclature de ces mêmes affections une précision parfaite, et par la fidélité de leurs descriptions ils ont permis d'arriver à une grande perfection de diagnostic. Sous cette impulsion, et grâce aux observations, aux leçons, aux publications de Biett, de MM. Gibert, Cazenave, Devergie, les différents aspects des maladies cutanées, leur marche, leur siége habituel ; en un mot, les détails graphiques de ces affections furent très-bien connus, et l'on arriva, par l'étude analytique des lésions élémentaires des éruptions, à reconnaître et à nommer une maladie de la peau avec autant de facilité et par le même procédé qu'un botaniste parvient à connaître le nom d'une plante en recherchant le nombre et la position des pétales et des étamines.

Ce fut un grand progrès réalisé ; on ne saurait le proclamer assez haut. Mais devons-nous nous en tenir là ? Je suis de ceux qui ne le pensent pas. En étudiant les maladies de la peau, non pas seulement dans leurs manifestations extérieures, mais dans leurs causes et dans leurs rapports avec les autres affections, on ne tarde pas à voir que la forme ne joue qu'un rôle secondaire ; on est forcé de reconnaître qu'une même maladie peut présenter tantôt des vésicules, tantôt des pustules, tantôt des squames, quelquefois même toutes ces lésions à la fois : je citerai pour exemple la gale, dans laquelle on trouve habituellement réunies plusieurs lésions élémentaires, et même l'eczéma, dans lequel on peut rencontrer simultanément des vésicules, des pustules et des squames. C'est qu'au-dessus de la forme il y a le *caractère* particulier de l'éruption, la *nature* qui imprime à la maladie un cachet spécial, tout en déterminant, suivant les individus, des éruptions un peu variées. Cette recherche de la *nature* des affections cutanées avait été totalement négligée par l'école anglaise. Fondée sur l'étude des caractères extérieurs, le système de classification de cette école n'était, à proprement parler, qu'un moyen artificiel d'arriver au diagnostic; mais, ainsi posé, ce diagnostic lui-même était incomplet, il ne faisait connaître qu'une partie de la maladie, la partie extérieure, en laissant dans l'ombre la question d'étiologie et de nature. Maintenant que nous possédons parfaitement la connaissance des caractères graphiques des maladies cutanées, il s'agit d'élucider cette question de nature; c'est à former de grands groupes nosologiques dans lesquels puissent se ranger les diverses éruptions qu'il faut s'appliquer, et c'est dans la confection de cette œuvre que réside aujourd'hui le progrès en dermatologie. Il faut qu'on se pénètre bien de cette vérité, que, pour bien connaître une maladie de la peau, il ne suffit pas de savoir son nom tiré de son apparence extérieure, mais qu'il faut encore rechercher à quel groupe naturel elle appartient; de même que, dans notre état social, un individu n'est bien connu dans sa personnalité que lorsqu'à son prénom on peut ajouter son nom de famille. Les éruptions ont donc aussi leur nom de famille, et c'est ce nom qui vient nous éclairer sur leur cause, sur leur marche, sur leurs récidives possibles et sur le traitement qui leur convient.

Envisagée de cette manière, la dermatologie devient évidemment pratique ; elle sort de l'histoire naturelle, où elle s'était réfugiée depuis le commencement de ce siècle, pour rentrer dans la médecine, dans la vraie médecine, dans celle qui ne se contente pas de nommer les maladies, mais qui surtout s'efforce de les guérir.

J'avais besoin d'énoncer ces principes de dermatologie générale en tête des leçons qui sont publiées aujourd'hui : ces principes, qui me guident dans ma pratique et dans mon enseignement, trouvent, en effet, leur application toute spéciale dans l'étude des maladies qui ont fait l'objet de mon cours clinique pendant l'été dernier. Les dartres, les scrofulides, les syphilides, forment trois grandes familles naturelles bien distinctes, mais qui se rapprochent cependant, en ce sens que leurs éruptions sont le résultat d'un état constitutionnel, d'une diathèse spéciale innée ou acquise. C'est surtout dans ces affections, et principalement dans les affections scrofuleuses et syphilitiques, que la forme éruptive tient évidemment la seconde place dans la maladie, et que la question de nature doit être placée au premier rang, relativement à la pathogénie et à la thérapeutique.

Comme on le verra dans mes leçons, j'ai cru devoir reconstituer la classe des dartres si attaquée et si ridiculisée ; j'ai fait encore, sous le nom de *scrofulides*, une classe des affections scrofuleuses, qui peuvent se présenter sous diverses formes élémentaires, comme les syphilides, mais en conservant toujours des caractères communs qui impriment à ces éruptions un air de famille. En agissant ainsi, je me suis placé au point de vue pratique, et je me suis cru obligé de m'écarter du chemin suivi par mes maîtres et mes devanciers, dont plusieurs sont encore mes collègues à l'hôpital

Saint-Louis. Relativement à ces derniers, je suis loin de méconnaître les services qu'ils ont rendus à la dermatologie par leurs travaux et leur enseignement; mais leur opposition systématique à des idées nouvelles, leur négation des résultats thérapeutiques les plus évidents, m'ont séparé d'eux, bien à regret, dans plusieurs questions. Heureusement j'ai trouvé déjà engagé dans la même voie mon savant et laborieux collègue, M. Bazin, dont les doctrines de pathologie générale se rapprochent beaucoup des miennes, et qui s'est chargé récemment, avec tant de bonheur et de succès, de faire ressortir la vérité de nos principes communs, en édifiant à nouveau, dans un grand intérêt scientifique et pratique, la famille si naturelle des maladies parasitaires.

Je ne veux pas terminer ces lignes préliminaires sans adresser publiquement mes remercîments à M. le docteur Moysant, mon ancien interne et ami, qui a bien voulu recueillir mes leçons et qui a cru devoir les publier. En autorisant cette publication, j'accepte volontiers l'occasion de soumettre au public médical ma manière de comprendre les maladies de la peau et ma méthode de les étudier. Dans ces leçons, qui ne peuvent être considérées que comme un essai encore incomplet de dermatologie, je désire surtout qu'on apprécie le côté véritablement pratique sous lequel j'ai cherché à diriger mes études et mon enseignement.

A. Hardy.

Paris, mai 1858.

PRÉFACE

DE LA TROISIÈME ÉDITION

En 1857, d'après les conseils de mon éminent maître, M. le professeur Hardy, je publiai la première édition de ces leçons qui étaient destinées à répandre dans le public des idées jusqu'alors renfermées dans le cercle intime de l'enseignement privé et restées le privilége, presque exclusif, de quelques élèves qui en avaient compris toute l'importance et les avantages pratiques. Le nom du professeur et la haute approbation qu'il donna à cette publication étaient assurément la meilleure garantie de son succès. Néanmoins, si je ne m'abuse, l'opportunité de cet ouvrage pour répondre à un besoin réel et pour remplir une véritable lacune de la littérature médicale, contribua quelque peu à l'accueil favorable qui lui fut fait. Ce n'est pas qu'il n'y eût à cette époque des ouvrages remarquables sur les maladies de la peau, dus à des maîtres habiles et dont l'importance et la valeur ne sont point encore périmées;

mais, il faut bien l'avouer, la plupart irréprochables au point de vue descriptif, avaient été conçus sous l'inspiration de principes qui n'étaient plus admis et autour desquels le vide se faisait chaque jour davantage ; de plus, ces traités spéciaux, quelque étendus et quelque complets qu'il soient, ne donnent guère qu'une vue d'ensemble, c'est-à-dire les caractères les plus généraux et, en quelque sorte, la quintescence de la maladie. La forme de leçons cliniques n'offre, il est vrai, qu'un nombre de cas peu nombreux, mais ces types, ordinairement les plus communs et les mieux accusés sont alors décrits *de visu* et reproduits traits pour traits, de telle sorte que la description qu'on en donne est, pour ainsi dire, leur photographie renfermée dans un seul cadre, et nous représente la nature prise sur le fait. Si donc j'eus alors quelque mérite, ce fut celui d'ouvrir un sillon que d'autres après moi ont suivi avec une supériorité que je ne saurais méconnaître. Je me contentais volontiers de ce mince honneur, et je me trouvais amplement récompensé d'avoir en même temps donné ce témoignage d'estime et de reconnaissance à mon savant maître, en contribuant, dans la mesure de mes modestes forces, à vulgariser ses idées essentiellement pratiques en dermatologie, lorsque l'éditeur, M. Adrien Delahaye, me pria de faire une troisième édition. Le défaut de temps et surtout la crainte de me trouver au-dessous de la tâche qu'on voulait m'imposer me firent beaucoup hésiter. Cependant je dus me rendre à de pressantes sollicitations. Mais, j'ai hâte de le dire, dans cette nouvelle édition, dont j'assume toute la responsabilité, j'ai scrupuleusement respecté le fond des leçons de mon maître et je ne me suis permis aucune innovation personnelle : d'abord je n'avais ni autorité ni mission pour prendre une pareille initiative et ensuite, si mon opinion était de quelque poids, les faits assez nombreux que des circonstances favorables m'ont permis d'observer, pendant une pratique de dix ans, avec la plus large indépendance et de suivre dans leurs plus petits détails, n'ont fait que confirmer en tous points les principes qui m'ont été enseignés, pendant mon internat à l'hôpital Saint-Louis. C'est précisément pour rester fidèle à cette réserve et à cette déférence que j'ai fait quelques modifications, tout à fait accessoires, introduites par M. Hardy lui-même dans ses leçons du trimestre d'été (année 1861), si habilement rédigées par M. le docteur Pihan Dufeillay.

Je m'empresse d'ajouter cependant que, pour l'histoire du lichen, j'ai dérogé à l'ordre adopté par M. Hardy dans cette dernière publication. Tout en admettant la nature eczémateuse de cette éruption, je lui ai consacré, en raison de sa nuance plus accentuée que celle des autres variétés du même type et aussi pour conserver le plan primitif de l'ouvrage, un chapitre séparé qui n'est du reste qu'une suite et un corollaire de celui de l'eczéma.

Avant de terminer, je ferai encore remarquer que dans cette édition je me suis uniquement borné à la description des maladies dartreuses et que j'en ai exclu les syphilides et les scrofulides qui formaient antérieurement deux chapitres importants. Ces éruptions, en effet, étant les signes extérieurs de diathèses tout à fait différentes de l'herpétisme et sans lien pathologique avec lui, il n'existe aucune raison logique de rapprocher leur histoire de celle des maladies qui vont faire l'objet de notre étude. Cette élimination m'a laissé plus de latitude pour la description des affections dartreuses, et m'a permis de lui donner des développements que ne comportaient pas ses limites naturellement plus restreintes dans les premières éditions.

Quant à la forme, je n'ai nullement la prétention d'avoir reproduit, même d'une manière approximative, l'exposition vive, lucide et souvent éloquente qui est le cachet spécial de l'enseignement oral du professeur Hardy. Je me suis efforcé avant tout d'être clair et correct, et de me montrer un interprète ni trop indigne ni trop infidèle de mon illustre maître.

Dr L. Moysant.

Neuvy-le-Roy, 28 juillet 1868.

LEÇONS

SUR LES

MALADIES DARTREUSES

CHAPITRE PREMIER

INTRODUCTION A L'ÉTUDE DES MALADIES DE LA PEAU

Quand on débute dans l'étude des maladies de la peau, on est frappé tout d'abord du grand nombre de ces affections et de leurs variétés infinies, et tant que le médecin n'a pas saisi le lien qui réunit toutes ces altérations si diverses, il n'y a pour lui qu'obscurité et chaos. Son premier soin et sa première préoccupation doivent donc être de chercher, au milieu de ce dédale de lésions en apparence si disparates, quels peuvent être leurs caractères communs, afin d'établir, à l'aide de ces points de repère, des divisions nosologiques dans lesquelles les maladies sont susceptibles d'être groupées suivant leurs affinités ou leurs dissemblances. Aussi, pour nous conformer à ce précepte important et pour faciliter et simplifier l'étude des affections dartreuses qui vont faire l'objet spécial de ces leçons, nous commencerons par l'examen de quelques notions préliminaires qui nous permettront non-seulement d'assigner à ce groupe pathologique sa véritable place parmi les dermatoses, mais encore de distinguer les différents genres qui le composent. Nous passerons d'abord en revue certaines formes-types d'éruptions cutanées, dont les caractères bien définis et nettement tranchés, surtout au début, les rendent toujours faciles à reconnaître et leur ont valu une dénomination particulière : ce sont les *lésions anatomiques* dites *élémentaires* qui, par leur développement, leur évolution et quelquefois même leur mélange, constituent les aspects si variés des maladies cutanées. La connaissance préalable de ces lésions initiales que Plenck d'abord, puis Willan et son école ont parfaitement étudiées, a donc une importance majeure et peut être même considérée comme indispensable à l'étude et à l'intelligence de la pathologie tégumentaire.

Ces altérations primordiales sont au nombre de dix :

1° Les *macules*, qui consistent en une altération de la matière pigmentaire par défaut ou par excès, et qui sont constituées par des taches non saillantes, de couleurs variées, persistantes et non susceptibles de disparaître sous la pression du doigt. Ces taches ont une grande ténacité, elles conservent habituellement le même état, et ne se transforment pas comme les autres lésions élémentaires dont il nous reste à parler ; elles constituent moins de véritables maladies que des difformités de la peau, qui sont souvent au-dessus des ressources de l'art. Nous trouvons ces taches dans le *vitiligo* dans les *éphélides*, dans le *lentigo*, etc.

2° Les *exanthèmes* ou *taches exanthémateuses*. Ce sont

des plaques d'un rouge plus ou moins intense, d'une étendue variable; la rougeur pâlit et disparaît momentanément sous la pression du doigt pour se reproduire aussitôt qu'elle cesse. La coloration présente plusieurs degrés d'intensité, et va en diminuant d'une manière graduelle, depuis l'époque de son apparition jusqu'à son extinction complète. En s'effaçant, ces taches s'accompagnent d'une desquamation qui diffère par sa durée de celle des affections squameuses ; dans celles-ci, l'épiderme se fend et s'exfolie incessamment, tandis que dans les exanthèmes, l'exfoliation n'a lieu qu'une fois, et souvent aux dépens de l'épiderme qui existait au début de l'éruption : celui qui est formé de nouveau a toutes les conditions de vitalité et de durée, et ne se détache pas. L'érysipèle, la rougeole, la scarlatine nous offrent des exemples de taches exanthématiques. On a pensé que les exanthèmes étaient dus à une lésion de la circulation capillaire de la peau, et que la rougeur était le résultat d'une congestion ; cette opinion nous paraît assez probable.

3° Immédiatement après les exanthèmes, nous trouvons les *vésicules*, petites saillies acuminées, transparentes, de la grosseur de la pointe ou au plus de la tête d'une épingle ; elles sont dues à un soulèvement de l'épiderme, distendu par une sérosité claire, limpide et transparente. Ces vésicules ont différents modes de terminaison : tantôt le liquide se résorbe, l'épiderme soulevé s'affaisse et, à la place de la vésicule, il ne reste plus qu'une petite tache jaunâtre qui disparaît elle-même peu à peu, ou bien, mais très-rarement, une petite cicatrice déjà complétement formée ; tantôt la vésicule se rompt, l'épiderme se déchire et laisse écouler le liquide séreux qu'il contenait ; ce liquide, quoique clair et limpide, est cependant très-plastique, et il se concrète, sous forme de croûtes qui peuvent se renouveler plusieurs fois. Si ces croûtes se détachent prématurément ou si elles sont enlevées par des topiques, on trouve au-dessous d'elles des ulcérations superficielles ; d'autres fois, enfin, les vésicules augmentent de volume et passent à l'état de bulles, ou bien leur contenu se change en pus et alors il se forme de véritables pustules. Les vésicules sont la lésion élémentaire habituelle de l'eczéma. On a voulu expliquer la formation des vésicules par l'inflammation des conduits sudorifères, mais l'auteur de cette théorie, M. Cazenave, n'a apporté aucune preuve anatomique à l'appui de cette opinion, qui reste une pure hypothèse peu probable ; d'ailleurs, nous aurons occasion de revenir sur cette question de pathogénie, à propos de l'eczéma, nous voulons seulement nous élever ici contre cette facile méthode d'anatomie pathologique qui substitue aux dissections et aux recherches microscopiques l'hypothèse et la fantaisie. En science positive, il vaut mieux avouer son ignorance sur un point que de chercher à la cacher par des théories imaginaires et sans fondement.

4° Les *bulles* ne sont à proprement parler qu'une exagération des vésicules ; ce sont de larges soulèvements de l'épiderme du volume d'une noisette, d'une noix, d'un œuf et même plus, renfermant également un liquide transparent et séreux. Comme les vésicules, les bulles peuvent se terminer par la résorption du liquide, par l'ulcération ou par la transformation de la sérosité en liquide purulent et parfois même en liquide sanguinolent. De même que l'on a considéré les vésicules comme le résultat de l'inflammation de l'extrémité des conduits sudorifères, de même M. Cazenave et son école ont regardé les bulles comme dépendant de l'inflammation simultanée d'un certain nombre de ces conduits. Nous venons de faire la réfutation de cette manière de voir, il serait superflu de répéter ce que nous avons dit à propos des vésicules. Nous trouvons le type de la bulle dans le pemphigus.

5° Dans un cinquième rang, nous plaçons les *pustules*, petites tumeurs arrondies, formées par l'épiderme soulevé par du pus, véritables abcès sous-épidermiques. La résorption est rare dans les pustules ; ordinairement elles se rompent et le liquide concrété forme des croûtes jaunes, brunes et épaisses, recouvrant une ulcération arrondie. Tantôt les pustules sont petites, rapprochées et confluentes, comme dans l'*impétigo*, elles sont alors *psydracées ;* tantôt, au contraire, volumineuses, vivement enflammées, elles restent isolées et discrètes, comme dans l'ecthyma, elles sont dites *phlysacées*. Les pustules forment le caractère anatomique de l'ecthyma, de l'acnée et de la variole. L'école dite anatomique a voulu attribuer à l'inflammation des vésicules sébacées la formation des pustules ; il est possible que certaines pustules, comme celles de l'acné, dépendent de la phlegmasie des follicules sébacés ; mais c'est aller bien au-delà des faits démontrés que de vouloir généraliser ce fait particulier et attribuer la formation constante de toutes les pustules à l'inflammation des follicules. Si je voulais discuter ici cette opinion, je n'aurais qu'à rappeler l'exemple des pustules d'ecthyma qui se développent justement dans les parties où les anatomistes nient l'existence des follicules sébacés : dans la paume des mains et ailleurs. En réalité, nous ignorons le siége anatomique précis des pustules.

6° Les *papules* forment la sixième catégorie de lésions élémentaires. Ces sont de petites saillies pleines et fermes, acuminées, dont la coloration varie du rouge au gris, quelquefois ayant la même couleur que la peau. Elles ne renferment pas de liquide, mais elles peuvent en sécréter, lorsque les malades viennent à excorier le sommet de ces petites élevures avec leurs ongles. Les papules existent dans le strophulus, dans le lichen et dans le prurigo ; on a considéré les papules comme une affection des papilles nerveuses de la peau, à cause de la démangeaison qui les accompagne et qui a fait supposer une lésion des appareils nerveux du tégument externe. En l'absence de lésions évidentes des papilles, reconnues par les dissections et le microscope, nous refusons de voir dans les papules une altération du corps papillaire. Pour localiser ainsi le siége des papules, la seule considération du prurit ne suffit pas, car ce symptôme existe à un degré souvent aussi prononcé dans d'autres affections non papuleuses, dans l'eczéma, par exemple, dont la lésion élémentaire est constituée habituellement par des vésicules.

7° Les *squames* ne sont autre chose que des débris de l'épiderme altéré, de dimension et de forme variables ; elles sont constituées par des lamelles sèches, ordinairement blanches ou grisâtres, tantôt petites, minces et furfuracées (pityriasis), tantôt larges, épaisses, imbriquées les unes sur les autres et d'un blanc nacré (psoriasis). Sans crainte d'erreur, on peut localiser les squames dans l'épiderme.

8° Le huitième ordre de lésions élémentaires comprend les *tubercules*, mot impropre, à cause de sa signification pathologique ordinaire, et qu'il vaudrait mieux remplacer par celui de *tubérosité*, ainsi que l'avait proposé Requin. Quoi qu'il en soit, les tubercules sont de petites tumeurs globuleuses, fermes ou molles, ne contenant pas de liquide primitivement et paraissant formées par l'hypertrophie des parties profondes de l'épiderme et du derme. Tantôt elles diminuent peu à peu par une résorption interstitielle insensible et finissent par disparaître, mais en laissant des cicatrices indélébiles, tantôt elles se ramollissent, s'ulcèrent et peuvent donner lieu à des pertes de substance assez profondes et assez étendues.

Les altérations de la peau que nous venons d'indiquer constituent des lésions élémentaires généralement admises, les lésions élémentaires classiques décrites par Willan, Batteman, Biett et ses élèves. Nous avons cru devoir en ajouter deux autres, qui sont :

9° Les *produits exagérés* de la sécrétion sébacée, qui se présentent soit sous la forme d'une huile répandue à la surface de la peau (acné sébacée fluente), soit sous la forme de concrétions semblables à de la cire séchée et durcie (acné sébacée concrète). Ces altérations ne rentrent évidemment dans aucune des lésions primordiales classiques admises et décrites par les auteurs de dermatologie.

10° Dans la dixième et dernière classe, nous rangeons toutes les *productions parasitaires animales ou végétales* (acarus de la gale, achorion du favus, tricophyton de l'herpès, etc.). Outre les caractères spéciaux que le microscope nous fait connaître sur chacun de ces parasites, les affections qui en sont les suites s'offrent à nous avec des formes anatomiques particulières, avec une physionomie à part, qui suffit souvent pour les distinguer entre elles et pour les séparer des autres maladies de la peau.

Nous venons d'exposer le tableau des lésions anatomiques élémentaires qui se rencontrent dans toutes les maladies de la peau, quelles qu'elles soient. Or, nous le répétons, l'évolution et le mélange de ces lésions initiales constituent les différentes variétés des affections cutanées. Au début de ces maladies, auquel le médecin a, du reste, rarement l'avantage d'assister, il est ordinairement facile de reconnaître ces lésions primordiales ; mais plus tard cette recherche est plus difficile et le plus souvent superflue, ces altérations se transforment, se mélangent même les unes avec les autres, et il en résulte fréquemment, suivant l'heureuse expression de M. Devergie, des maladies composées que nous devons admettre dans la pratique médicale.

Le travail d'analyse auquel nous venons de nous livrer, pour examiner les maladies cutanées à leur état de plus grande simplicité, est assurément très-utile pour le diagnostic de ces affections ; mais il est insuffisant pour en donner une connaissance complète. Il nous faut donc maintenant envisager notre sujet, à un point de vue tout opposé et exclusivement synthétique, c'est-à-dire considérer les maladies de la peau dans leur ensemble, de manière à les coordonner et à les soumettre à une classification méthodique et régulière, basée sur une observation exacte et une interprétation judicieuse des faits. Cette classification est de la plus haute importance, et son absence, chez les anciens auteurs, est certainement la principale cause de l'obscurité qui a régné longtemps dans l'étude de la pathologie cutanée. Les maladies qui appartiennent à cette partie du domaine nosologique étaient, grâce à cette confusion, décrites sans ordre et sans suite, leurs noms eux-mêmes n'étaient pas bien définis, la même dénomination s'appliquant évidemment à des maladies différentes, et des affections semblables étant souvent désignées par des noms variés.

La classification et la nomenclature des maladies de la peau sont de date récente et nous dirions presque contemporaines. Or, ce n'est qu'à partir des essais tentés dans cette direction qu'on a commencé à mieux connaître ces affections, ou, ce qui serait plus juste de dire, c'est lorsque une observation rigoureuse a permis de mieux étudier leurs caractères qu'on a pu songer à les classer et, chose encore plus importante, à leur appliquer un traitement rationnel.

Du reste, les principes qui ont présidé à cette étude de classification ont varié, et cette question capitale a été envisagée différemment par les divers auteurs qui s'en sont spécialement occupés. Si nous cherchons à nous rendre compte des tentatives faites en ce genre, nous verrons que Turner, un des premiers, en 1714, eut l'idée de classer les maladies cutanées en deux grandes sections : 1° les maladies du cuir chevelu ou *teignes ;* 2° les maladies de la surface du corps ou *dartres*. Comme on le voit, cette première classification, uniquement basée sur le siége, n'était qu'une ébauche bien vague et bien incomplète. Cependant on en retrouve encore la trace dans le monde; tous les jours il nous arrive d'entendre appeler teigne toute maladie du cuir chevelu, et dartre toute maladie de la peau des autres parties du corps.

Plus tard, en 1776, Plenck, médecin de Vienne, attachant à l'aspect extérieur des maladies de la peau une importance exagérée, les divisa en quatorze groupes; mais il eut le tort de prendre pour base de sa classification des altérations qui ne sont pas toujours distinctes et isolées les unes des autres : quelques-unes, en effet, ne sont que des produits ou des phases diverses de la même affection : telles sont les croûtes, les ulcérations, produits d'une inflammation arrivée à un certain degré. Néanmoins cette classification, malgré ses imperfections inévitables, basée sur une analyse encore peu exacte et assurément bien imparfaite des altérations du tégument externe, doit être considérée comme un progrès réel et comme le véritable point de départ des classifications anatomiques qui lui ont succédé. C'est un mélange, il est vrai, de beaucoup d'ombre à peu de lumière, mais enfin le jour commence à se faire.

A peu près à la même époque, en 1777, Lorry en France, se plaçant à un point de vue tout différent, mais plus philosophique que le dermatologiste allemand, établissait une classification des maladies de la peau d'après la nature présumée de ces affections. Il les divisait en maladies de la peau provenant d'une cause interne et celles provenant d'une cause externe. De même que la classification de Plenck est l'origine des classifications basées sur les lésions anatomiques, de même aussi Lorry doit être regardé comme le premier auteur des classifications fondées sur la nature des maladies. A partir de cette époque, vous verrez en effet tous les médecins qui se sont occupés spécialement de dermatologie se diviser en deux camps, suivant la nature de leur esprit et suivant aussi les influences qui ont présidé à leur première éducation médicale.

Ainsi Willan, médecin d'un dispensaire de Londres, proposa à son tour une classification reposant, comme celle de Plenck, exclusivement sur les lésions anatomiques élémentaires, dont il fit, du reste, la description la plus exacte et la plus minutieuse. Cette classification comprenait les huit premières classes, que nous avons énumérées dans la description des lésions élémentaires. La doctrine de Willan fut défendue en Angleterre par son disciple Batteman, qui lui donna de nouveaux développements; en France elle fut popularisée par Biett d'abord et plus tard habilement exposée par ses élèves, MM. Cazenave, Schedel, Gibert, etc. Cette méthode eut, il faut l'avouer, un avantage incontestable, ce fut d'apporter dans la dénomination de chaque espèce de maladie de la peau une précision inconnue jusqu'alors, et, en partant d'un point de départ bien déterminé, de donner au diagnostic un degré de perfection qu'il n'avait pas auparavant. Mais, à côté de ces avantages, elle présente des défauts irrécusables, qui sont devenus plus évidents à mesure qu'on a fait plus de progrès dans l'étude de la dermatologie. D'abord on y fait jouer à la lésion initiale un rôle trop exclusif et trop absolu et l'on n'y tient pas assez compte de ses complications et de son développement ultérieur ; la lésion élémentaire est souvent de peu de durée : elle existe un jour et le lendemain on ne peut plus la constater, soit qu'elle ait disparu, soit qu'elle se soit modifiée; quelquefois même elle n'a jamais existé. De plus, dans cette classification, des maladies tout à fait identiques par leur nature sont rangées dans des classes différentes et souvent éloignées, tandis que d'autres tout à fait dissemblables sont placées l'une à côté de l'autre dans le même groupe. Nous donnerons pour exemples de cette confusion regrettable la rougeole, la varicelle et la variole, maladies dont on ne peut contester la parenté et qui figurent, la première dans l'ordre des exanthèmes, la seconde dans celui des vésicules, la troisième parmi les maladies pustuleuses; d'un autre côté, nous voyons la variole fièvre éruptive, placée dans la classe des pustules à côté de l'ecthyma et de l'impétigo, maladies bien différentes d'origine. Enfin le dernier et le plus grave reproche qu'on puisse adresser à cette classification est l'impossibilité d'en tirer aucune déduction thérapeutique. Ces objections sont tellement fondées, au point de vue pratique, que MM. Cazenave et Devergie, qui ont admis pendant longtemps cette doctrine et qui l'ont défendue chaleureusement, l'ont à peu près abandonnée aujourd'hui.

Mais, bien avant cette défection et dès la première apparition de la méthode anatomique, alors que l'admirable talent d'exposition de Biett et que la nouveauté et la simplicité même de cette classification lui avaient conquis l'unanimité des suffrages et assuré un succès, qu'on pouvait croire imprescriptible, un ancien médecin en chef de l'hôpital Saint-Louis, Alibert, professeur éloquent et auteur ingénieux, donna le signal d'une opposition qui n'a fait que grandir jusqu'à notre époque, il est vrai, avec des alternatives de réaction et de succès. Il reprit l'idée féconde et éminemment philosophique de Lorry, mais il l'enrichit de nouveaux arguments et lui imprima une telle extension qu'il peut être considéré comme le fondateur de la classification des maladies de la peau d'après leur nature. Frappé du peu de durée des lésions élémentaires, de la transformation rapide de leurs caractères distinctifs et de l'impossibilité le plus souvent pour le médecin d'assister à leur évolution, il fit ressortir, avec une logique irréfutable, la caducité et les inconvénients d'une classification assise sur la base trop restreinte et trop mobile d'un caractère purement accidentel. Il démontra en même temps la nécessité de subordonner l'état local à l'état général et de prendre, comme base d'une bonne classification des maladies de la peau, l'ensemble des phénomènes et des caractères généraux de ces affections. Il compara avec beaucoup de raison la classification anglaise au système de classification botanique établi par Linné sur la considération d'un seul organe, et il résolut d'opérer en dermatologie la réforme que de Jussieu avait entreprise avec tant de succès pour la botanique, et, à l'exemple de son illustre modèle, il édifia une méthode naturelle de classification dermatologique basée, non plus sur un caractère unique, mais sur l'ensemble des caractères propres à chaque maladie : cause, marche, symptômes, indications curatives.

Malheureusement Alibert lui-même nuisit beaucoup à son œuvre, en lui donnant une forme bizarre et en changeant des noms vulgaires, il est vrai, mais connus et parfaitement compris et adoptés par tout le monde, pour leur en substituer d'autres baroques, peu harmonieux, difficiles à prononcer et surtout inintelligibles à la plupart des lecteurs. Ainsi il représenta sa classification sous la forme d'un arbre, l'*arbre des dermatoses*, le tronc figurant la peau, les branches représentant les genres, les rameaux, les espèces, et les ramuscules les variétés. Cette figure de l'arbre des dermatoses, ces rapprochements forcés, ces dénominations inusitées et barbares prêtèrent au ridicule, indisposèrent contre la nouvelle méthode un public déjà prévenu et peu bienveillant et rendirent la tâche de la critique d'autant plus facile. On sacrifia le fond à cause de la forme, en sorte qu'après la mort de son inventeur, la classification naturelle, ne trouvant plus de défenseur, tomba promptement dans l'oubli ; et, pendant plusieurs années, dans les cours, dans les ouvrages classiques, la doctrine des lésions élémentaires plus simple et plus facile en apparence recouvra une prépondérance que nous sommes étonné qu'il se soit trouvé un esprit assez éclairé et assez indépendant pour protester et repousser cet absolutisme illégitime.

Mais ce retour de faveur fut de courte durée ; on sentit bientôt l'insuffisance, au point de vue pratique, de la méthode anglaise et, à mesure qu'on avança dans l'étude et la connaissance des maladies de la peau, on éprouva le besoin plus pressant d'une réforme. La doctrine d'Alibert fut de nouveau mise à l'étude et on ne tarda pas à voir combien cette classification, dégagée de la forme grotesque dont l'avait revêtue son inventeur, était conforme à la nature des choses et combien elle était féconde en conséquences pratiques ; les élèves les plus dévoués de Biett eux-mêmes dévièrent peu à peu de la direction adoptée par leur maître et se rapprochèrent, sans l'avouer, de la méthode naturelle proposée par Alibert. Cette méthode est, en effet, la plus rationnelle : elle permet de ranger les maladies d'après leurs affinités et leurs dissemblances, et de réunir dans le même groupe, celles qui réclament les mêmes moyens thérapeutiques. C'est dire que nous adoptons cette base de classification et que nous considérons les dermatoses d'après ce point de vue éminemment pratique, faisant bon marché de quelques détails accessoires et des caractères anatomiques, variables dans les mêmes affections, pour nous attacher spécialement aux causes, aux phénomènes principaux et aux indications curatives, rejetant, en un mot, ce qu'il y a d'accidentel, de mobile et d'incertain dans les maladies pour n'envisager que leur côté fixe et fondamental. Peu nous importe qu'une éruption se présente avec des vésicules ou des pustules : l'essentiel pour le médecin qui veut reconnaître une maladie, dans le but de la guérir, est moins d'en posséder tous les détails graphiques que d'en sonder la nature, de savoir si elle est accidentelle ou constitutionnelle, si elle est due à la présence d'un parasite ou à l'influence d'une cause générale : dartre, scrofule et syphilis, si elle doit, en un mot, disparaître spontanément au bout d'un temps déterminé par l'emploi de quelque lotion parasiticide ou bien, au contraire, si elle ne doit céder qu'à un traitement général et longtemps continué. Or, toutes ces questions capitales ne sauraient trouver leur solution que dans la classification naturelle d'Alibert dont, nous le répétons, nous sommes les défenseurs, en y apportant, bien entendu, les modifications nécessitées par les progrès de la science.

En envisageant l'ensemble des maladies de la peau à ce point de vue, nous les avons groupées en onze grandes classes qui sont :

Première classe : *Macules-Difformités.* Cette première classe comprend un certain nombre de difformités de la peau qui sont souvent congénitales ou héréditaires, ordinairement sans gravité et qui ne s'élèvent qu'accidentellement au rang de maladies. Dans cette catégorie, nous trouverons toutes les lésions de coloration (macules, taches de rousseur, éphélides, vitiligo, lentigo ; certaines tumeurs : verrues, molluscum) ; on doit y ajouter encore l'icthyose et la kéloïde. Ces lésions ne réclament généralement aucun traitement médical. Si l'on veut les guérir, lorsqu'elles sont locales, il faut chercher à les détruire par l'incision ou les caustiques.

Deuxième classe. *Maladies accidentelles.* — Ce sont ordinairement de simples inflammations locales, sans aucune relation avec un état général quelconque et par conséquent étrangères à toute influence diathésique. Il y a quelquefois, au début, un mouvement fébrile, mais très-léger et le plus souvent fugace. Le traitement se compose de légers antiphlogistiques, de quelques dérivatifs : la médication substitutive est indiquée dans la forme chronique. Dans ce groupe, nous trouvons l'érythème, le zona, l'urticaire.

Troisième classe. *Eruptions artificielles.* — Ce sont des éruptions qui naissent sous l'influence d'un agent toxique ou médicamenteux : éruptions copahiques, arsenicales ; ou bien succédant à l'application locale de certaines substances : tartre stibié, huile de croton tiglium. Leur thérapeutique consiste à modérer les phénomènes inflammatoires et à supprimer l'agent irritant.

Quatrième classe. *Maladies parasitaires.* — Dans cette classe, nous trouvons des affections encore purement locales, mais qui naissent et se développent sous l'influence d'un parasite végétal ou animal (gale, sycosis, herpès circiné, favus). L'indication thérapeutique est précise, elle repose tout entière sur la destruction du parasite.

Cinquième classe. *Fièvres éruptives.* — Cette classe renferme des affections qui ne sont plus localisées, comme les précédentes, mais qui se rattachent à une cause générale, à l'introduction dans l'économie d'un virus particulier à chaque maladie : telles sont la scarlatine, la rougeole, la variole, etc. L'éruption cutanée est précédée et s'accompagne de phénomènes généraux plus ou moins intenses. Pour le traitement, on doit respecter le travail organique qui constitue à lui seul toute la maladie, et combattre seulement les complications.

Sixième classe. *Éruptions symptomatiques.* — Ici l'éruption n'est qu'un phénomène accessoire et une manifestation locale d'un état morbide bien déterminé, dont elle n'est souvent qu'un des symptômes les plus insignifiants. Elle ne doit donc occuper qu'une place très-secondaire dans l'histoire de la maladie et ne réclamer aucun traitement particulier : toute l'attention du médecin doit être exclusivement fixée sur la maladie principale. Nous rangerons dans ce groupe l'herpès labialis, et les taches rosées lenticulaires de la fièvre typhoïde.

SEPTIÈME CLASSE. *Dartres.*—Les dartres, qui constituent la sixième classe, forment un groupe éminemment naturel et dépendent d'un état particulier, d'une disposition générale de l'économie qu'on appelle diathèse dartreuse. Les maladies dartreuses sont : l'eczéma, le psoriasis, le lichen, le pityriasis ; dans ces maladies constitutionnelles, la nécessité d'un traitement général et spécial ressort d'une manière évidente.

HUITIÈME CLASSE. *Scrofulides.*— Immédiatement après les dartres, nous devons placer une classe de maladie bien importante, et qui est également due à une diathèse particulière, à la diathèse scrofuleuse; nous donnons aux manifestations cutanées de cet état général le nom de *scrofulides*. Ces maladies ne se modifient que par un traitement général antiscrofuleux longtemps prolongé.

NEUVIÈME CLASSE. *Syphilides.* — La neuvième classe comprend les syphilides qui sont aussi des manifestations tégumentaires d'une diathèse non plus nécessairement innée et héréditaire, comme les deux précédentes, mais ordinairement acquise, de la diathèse syphilitique. C'est à Biett que nous devons les premières notions sur ces maladies. Leur traitement est celui de la syphilis.

DIXIÈME CLASSE. — Dans le dixième groupe, nous placerons le *cancer* de la peau ; outre les différentes formes de cancer dont la peau peut être affectée, la plus commune est celle qui est désignée sous le nom de *cancroïde.* L'indication thérapeutique est également précise : la partie de la peau affectée de cancer doit être enlevée par l'instrument tranchant ou le caustique.

ONZIÈME CLASSE. *Maladies exotiques.* — Dans la onzième et dernière classe, nous rangerons les affections qui ne s'observent pas dans nos climats et que l'on ne rencontre que dans d'autres contrées présentant des conditions climatériques tout à fait différentes des nôtres (lèpres tuberculeuses, pian, bouton d'Alep, etc., etc.).

Telle est la classification que nous adoptons, et à l'aide de laquelle nous proposons de parcourir tout le cadre des maladies de la peau. Cette simple exposition peut déjà donner une idée suffisante de la supériorité et des avantages pratiques de notre méthode. D'après elle, en effet, une maladie cutanée étant donnée, en la classant dans un des groupes que nous avons admis, on a immédiatement une idée précise de sa nature, de son pronostic et même de son traitement. Ainsi avons-nous affaire à un érythème ou à un ecthyma, maladies rangées dans les inflammations locales, inutile de tourmenter les malades par des médications pertubatrices, intempestives, qui pourraient avoir une influence pernicieuse sur la santé générale ; quelques antiphlogistiques locaux ou généraux constitueront tout le traitement. L'affection appartient-elle à la classe des éruptions parasitaires, l'essentiel est de détruire le parasite. L'éruption, au contraire, est-elle une scrofulide ou une syphilide, les moyens locaux sont accessoires, le traitement général dirigé contre la diathèse occupe le premier rang.

En n'envisageant que le côté extérieur, et, pour ainsi dire, palpable de la maladie, comme le font les partisans de l'école anglaise, on ne saisit le plus souvent qu'une partie accessoire de l'affection, tandis que, si l'on s'attache, comme nous le faisons, à en pénétrer l'essence, et à comprendre l'enchaînement logique qui unit la lésion externe, quelle qu'elle soit, à un vice constitutionnel, immédiatement nous saisissons l'importance pratique et le côté vraiment médical de notre classification, et nous voyons s'élargir le champ de notre observation. La dermatologie, au lieu de rester resserrée dans les limites étroites de la spécialité, rentre alors dans les lois ordinaires de la pathologie, et nous arrivons par cette voie à des principes féconds en applications thérapeutiques.

CHAPITRE II

DES DARTRES EN GÉNÉRAL

§ 1. — Caractères généraux des dartres.

Après avoir fait connaître notre manière d'envisager les maladies de la peau et la classification que nous avons admise définitivement, nous allons prendre, dans les onze groupes dont nous venons de faire l'énumération, celui qui nous paraît le plus important, par la fréquence et le nombre des affections qu'il renferme, pour être le sujet d'une étude spéciale. Or, comme les dartres, sous ce rapport, occupent, sans contredit, le premier rang, c'est aux éruptions de cette catégorie que nous devons en conséquence restreindre nos recherches actuelles. Mais, avant d'entrer dans l'histoire détaillée des genres et des espèces de cette classe, nous allons, pour faciliter l'étude, d'abord expliquer les raisons qui nous ont déterminé à réunir, en un même groupe morbide, des maladies si différentes par leur aspect extérieur, et ensuite indiquer les caractères généraux qui leur sont communs.

Le mot *dartre* est un vieux mot français dont l'étymologie est encore fort contestée et qui a remplacé les mots grec et latin *herpès;* nous-même nous nous servons souvent de l'expression herpétisme pour indiquer la prédisposition dartreuse. Par ces mots qui n'avaient aucune signification spéciale et précise dans leur esprit, les anciens désignaient indistinctement toutes les maladies de la peau ayant de la tendance à se perpétuer et à se généraliser; c'est pourquoi le mot *dartre*, jusqu'à notre époque, ne présentait guère d'autre idée que celle de chronicité. Aussi, lorsque Willan et Batteman voulurent débrouiller le chaos de la pathologie cutanée et apporter plus de netteté et d'exactitude dans la définition des termes sous lesquels étaient désignées ces maladies, ils montrèrent sans peine tout ce que ce mot avait de vague et d'indéterminé; mais, au lieu de lui donner un sens plus restreint et une signification plus précise et plus spéciale, ils en firent trop bon marché : ils le jugèrent inutile, et le proscrivirent du vocabulaire nosologique et en même temps, par une conséquence logique, mais regrettable, ils rayèrent de la pathologie les affections dartreuses. Cependant, malgré les efforts de l'école anglaise et de ses représentants en France : Biett, Gibert, MM. Cazenave et Devergie, cette condamnation injuste ne resta point définitive et sans appel. D'abord le public conserva le mot, avec son ancienne signification de maladie invétérée et constitutionnelle de la peau, comme une protestation contre l'exclusion dont il était frappé par l'esprit de système. Plus tard, quand Alibert proposa sa nouvelle méthode de classification naturelle, il tenta de rendre au mot *dartre* son droit de cité dans le langage scientifique. Il est vrai que lui-même, comme nous l'avons déjà dit, compromit singulièrement son œuvre ou tout au moins en ajourna le succès par l'excentricité de son exposition. Cependant cette première tentative, quoique infructueuse, fut un premier progrès : la fortune du mot fut désormais attachée à celle du système, et tous deux suivirent les mêmes phases et subirent les mêmes alternatives de faveur et de discrédit : aussi, lorsque les progrès de la science démontrèrent l'inanité de la classification anatomique et la supériorité incontestable de celle d'Alibert, il nous fut facile de restituer à une expression, connue du vulgaire seulement, la place et le rang qu'elle n'aurait jamais dû perdre dans la langue médicale.

Mais la réhabilitation que nous avons entreprise ne saurait être légitime qu'à la condition expresse de donner au mot, qui en est l'objet, une signification précise et parfaitement déterminée. Pour répondre à cette nécessité et éviter le reproche d'inconséquence, nous définirons les dartres : des affections de la peau à lésions élémentaires multiples et diverses, non contagieuses, transmissibles par voie d'hérédité, se reproduisant d'une manière presque constante, ayant une tendance extrême à s'étendre, présentant ordinairement des démangeaisons, affectant une marche habituellement chronique et guérissant sans cicatrices, bien qu'elles s'accompagnent souvent d'ulcérations. D'après l'ensemble de ces caractères : hérédité, récidive, facile tendance à l'extension et à la perpétuité, etc., etc., on arrive logiquement à conclure que les dartres ne sont point dues seulement à un état local, mais bien à une disposition générale de l'économie que les anciens appelaient vice dartreux, quelquefois même virus dartreux. Cette dernière expression était assurément impropre, puisque les produits de la manifestation dartreuse n'ont pas le caractère essentiel des virus, savoir la transmissibilité par l'inoculation. Aussi le mot virus dartreux servit-il longtemps de base aux attaques dirigées contre la classification d'Alibert. Pour nous, rejetant l'expression *virus*, nous croyons devoir adopter le fait de la diathèse dartreuse dont personne aujourd'hui ne saurait nous contester la réalité, et nous croyons que la dénomination de *dartres* s'applique à une famille parfaitement légitime et très-naturelle d'éruptions cutanées. Du reste, la thérapeutique prouverait surabondamment, s'il en était besoin, l'indissoluble parenté qui existe entre les différentes affections qui composent ce groupe morbide, en montrant l'unité de médication et l'indication presque constante d'une substance que, en raison de ce privilége, pour ainsi dire, exclusif, nous appellerons antidartreuse : l'arsenic et ses préparations. Nous reviendrons plus d'une fois, dans le cours de cette étude, dussions-nous être taxé de redites, sur l'étroite affinité qui existe entre ces éruptions et en fait une famille nosologique tout aussi naturelle et tout aussi originale que peut l'être, en botanique, la grande famille des Labiées.

Souvent la diathèse dartreuse est complétement latente, mais, dans un grand nombre de cas, pour un observateur attentif, même en l'absence de toute éruption, elle se traduit par des phénomènes particuliers, par des accidents spéciaux qui n'ont pas encore suffisamment attiré l'attention et que nous allons faire connaître.

Les personnes dartreuses, encore qu'elles aient, en apparence, tous les attributs de la bonne santé, sont cependant dans un état particulier qui n'est pas la santé parfaite. Leur enveloppe tégumentaire est habituellement sèche et la transpiration ne s'y produit que difficilement et d'une manière passagère. Souvent aussi la peau est le siége de démangeaisons vives, se montrant particulièrement à l'anus et aux parties génitales, et alors elles peuvent acquérir une grande intensité et donner lieu, chez les enfants, à des habitudes vicieuses. L'appétit est généralement très-développé, et c'est un fait parfaitement connu que les dartreux consomment une quantité d'aliments bien plus considérable que d'autres malades placés dans des conditions analogues, c'est-à-dire exempts de fièvre. Une autre particularité, c'est la susceptibilité extrême de la peau et la facilité exceptionnelle avec laquelle elle éprouve les influences les plus légères et les plus fugaces. Tantôt c'est un excitant général : excès alcoolique, veilles, usage de café, de certains aliments (charcuterie, homard, écrevisse, moule, etc.); tantôt c'est un excitant local qui donne lieu à une éruption, souvent éphémère, mais qui révèle une prédisposition particulière de l'économie et l'existence de ce vice latent, dont nous avons déjà parlé et qui n'a besoin que d'une occasion favorable pour se manifester. Cette susceptibilité particulière de la peau doit rendre les malades fort circonspects dans le choix et l'usage de leurs aliments et le médecin prudent et réservé dans l'emploi des topiques irritants, pour combattre certaines maladies. Telles sont les différentes particularités qui dénotent l'existence de l'herpétisme à l'état latent, et en dehors de toute manifestation extérieure ; mais souvent l'apparition de ces divers accidents est le prélude d'une explosion plus ou moins prochaine de la diathèse dartreuse.

Lorsque celle-ci éclate, les éruptions cutanées auxquelles elle donne lieu sont caractérisées, comme nous l'avons dit, par des lésions anatomiques fort variées : vésicules, pustules, papules, squames ; mais ces lésions primordiales ne sont jamais isolées et exclusives les unes des autres, de manière à former des caractères anatomiques constants et par conséquent caractéristiques. Le plus souvent, au contraire, elles sont associées soit momentanément, soit pendant tout le cours de la maladie. C'est pourquoi nous refusons à ces altérations primitives toute l'importance que leur accordaient Willan, Batteman, Biett et ses élèves.

Un autre caractère des dartres, c'est qu'une fois développées elles restent rarement circonscrites en un seul point du corps, elles ont une grande tendance à envahir plusieurs régions à la fois, soit que la maladie rayonne du point où elle s'est montrée primitivement et gagne ensuite graduellement les parties voisines, soit qu'elle atteigne simultanément ou successivement d'autres points plus ou moins éloignés les uns des autres. Il peut arriver cependant que certaines éruptions dartreuses ne présentent pas ce caractère d'expansion, qu'elles parcourent à la même place toute leur évolution, en respectant les parties voisines. M. Bazin considère cette exception comme un signe de l'arthritisme, mais cette explication ne nous est nullement démontrée et nous préférons constater tout simplement le fait, sans chercher à lui donner une interprétation hasardée. Le siége des dartres n'a rien de précis, à l'exception toutefois du psoriasis dont la présence presque constante dans les mêmes régions constitue un signe pathognomonique de l'éruption.

Il est rare qu'une éruption dartreuse envahisse toute la surface du corps à la fois et qu'il ne reste pas quelques points du tégument externe, sinon absolument indemnes, au moins actuellement à l'abri de la maladie. Ce défaut de généralisation des dartres est quelquefois un moyen précieux de diagnostic entre ces affections et d'autres éruptions, le pemphigus, par exemple, qui peut présenter transitoirement quelque ressemblance extérieure avec certaines éruptions dartreuses telles que l'eczéma.

Nous ferons remarquer aussi que les dartres se développent presque toujours avec symétrie, c'est-à-dire que souvent elles affectent deux parties correspondantes du tronc ou des membres.

Le troisième caractère général des dartres est l'existence de démangeaisons. Elles acquièrent quelquefois une intensité qui les rend atroces et insupportables et en fait un véritable supplice pour les malheureux malades, surtout la nuit où elles occasionnent des insomnies cruelles et énervantes. Ordinairement elles diminuent le matin et s'exaspèrent le soir. Les changements de température sont également des causes de réveil et de recrudescence de cet accident. Le prurit est quelquefois remplacé par des cuissons et des élancements fort douloureux.

Par l'excitation nerveuse et l'irritation qu'elles déterminent, les démangeaisons peuvent devenir des complications véritables et être, à l'exclusion de toute autre circonstance, une cause d'aggravation et de prolongation de la maladie. Du reste, l'intensité du prurit n'a rien de fixe et dépend moins de la lésion élémentaire que du tempérament, du régime et de l'état général des malades. Ainsi chez les sujets nerveux, le prurit sera plus développé et plus tenace que chez les scrofuleux, les lymphatiques et les malades affaiblis par de longues souffrances et dont la sensibilité est émoussée et obtuse et chez lesquels par conséquent les réactions sont moins vives. Aussi M. Bazin a-t-il tort, selon nous, de considérer ce phénomène comme un des signes spéciaux des affections arthritiques. Cette différence dans le degré des démangeaisons est pour nous inhérente au sujet; nous en faisons donc une question de terrain, pour ainsi dire, et tout à fait indépendante de la forme de l'éruption.

Les éruptions dartreuses sont presque toujours accompagnées d'ulcérations quelquefois assez étendues en surface, mais très-superficielles, et qui guérissent sans cicatrice. Cette dernière particularité est un fait assez spécial pour en faire un caractère pathognomonique des dartres, et pour servir de pierre de touche dans le diagnostic différentiel de ces affections avec les scrofulides et les syphilides. Dans certains cas, ces ulcérations laissent après elles des taches rougeâtres ou violacées qui ne sont autre chose que des altérations passagères de la sécrétion pigmentaire. Du reste, ces taches disparaissent elles-mêmes au bout de quelque temps, et la peau reprend alors sa coloration normale. C'est ce qu'on observe souvent au visage de jeunes enfants atteints d'impétigo. La figure est quelquefois couverte d'un masque de croûtes épaisses dont les parents s'effrayent beaucoup, comme devant amener, suivant leurs appréhensions, des cicatrices difformes, et qui pourtant guérissent sans jamais laisser aucune trace. Ajoutons cependant, pour être véridique et complet, que, dans quelques cas, principalement dans l'eczéma des extrémités inférieures, cette éruption laisse après elle des taches bleuâtres ou noires indélébiles, mais jamais de cicatrices proprement dites.

Il est rare que les affections dartreuses s'accompagnent d'accidents généraux ; dans la majorité des cas, elles se concilient très-bien avec l'accomplissement régulier des fonctions de nutrition, et les conditions d'une bonne santé habituelle, excepté dans deux circonstances, lorsque la manifestation dartreuse revêt momentanément la forme aiguë, comme dans l'eczéma rubrum, alors apparaissent quelques malaises, quelques troubles des fonctions digestives qui sont, du reste, éphémères ; ou bien, lorsque les malades affaiblis par les produits morbides incessamment renouvelés d'une éruption invétérée et rebelle à toute espèce de médication, tombent dans le marasme et la cachexie, et s'éteignent dans un long épuisement ; mais, nous le répétons, ces exceptions sont rares.

Tels sont les caractères communs à toutes les manifestations cutanées de la diathèse dartreuse ; mais, avant d'aller plus loin et d'aborder l'étude de leur marche, de leur diagnostic et de leur thérapeutique, une question importante se présente à nous, et réclame une solution immédiate. Le tégument externe est-il le seul et unique terrain de la manifestation dartreuse ? D'autres tissus de l'économie n'ont-ils pas aussi le pouvoir de la fixer ? D'abord les muqueuses qui sont le tégument interne, et dont la structure anatomique présente plus d'une analogie avec celle de la peau, sont souvent le théâtre d'accidents d'origine manifestement dartreuse. Tantôt l'éruption cutanée gagne de proche en proche les muqueuses, et particulièrement celles qui sont en communication directe avec la peau par continuité de tissu, et donne lieu à des ophthalmies, à des otites, à des coryza, à des stomatites et à des vaginites dartreuses. Tantôt la diathèse dartreuse se manifeste d'emblée sur la muqueuse, soit en l'absence de toute éruption cutanée, soit simultanément avec celle-ci et alors vous voyez surgir des angines granuleuses, des bronchites, des entérites, et même des gastralgies dues également à l'herpétisme. Du reste, d'une part, les succès incontestables des préparations arsenicales, qui sont la médication antidartreuse par excellence, et de certaines préparations sulfureuses employées contre ces maladies, et d'un autre côté l'espèce d'alternance qui existe quelquefois entre l'affection interne et l'éruption tégumentaire prouvent d'une manière péremptoire la communauté d'origine et la solidarité de ces maladies à localisations diverses.

Ici nous rencontrons naturellement une seconde question également grave, longtemps controversée et diversement résolue par les auteurs : la question de la métastase. Est-il dangereux de guérir les manifestations dartreuses ? La réponse à cette question suppose préalablement résolue cette autre : peut-il y avoir répercussion des dartres, c'est-à-dire une affection interne peut-elle se développer par le seul fait de la disparition d'une éruption dartreuse ? On parlait beaucoup autrefois de la répercussion des dartres. Consultez l'étiologie de chaque maladie en particulier, dans un ouvrage de date un peu ancienne, et vous y verrez à peu près invariablement figurer cette répercussion d'une manière banale. Nous-même nous avouons que chez quelques malades, on n'a pu triompher de certains phénomènes graves tels qu'une toux opiniâtre, ou une diarrhée incoercible qu'en rappelant l'éruption cutanée à l'aide de bains sulfureux. Mais ces bronchites, ces gastrites et ces entérites dartreuses sont-elles aussi fréquentes que le pensaient autrefois certains auteurs qui, dans la crainte de maladies internes, avaient érigé en principe qu'il ne fallait jamais tenter la guérison des dartres ? Nous ne le croyons pas. Nous considérons ces faits comme tout à fait exceptionnels et nous estimons que, dans l'appréciation de ces prétendues métastases, l'imagination et le besoin de théorie ont eu plus de part que l'observation rigoureuse des faits, et que souvent, dans ce fait d'une maladie viscérale succédant immédiatement à une éruption dartreuse, on a tout simplement pris l'effet pour la cause. Nous reconnaissons donc que la répercussion existe réellement, mais restreinte aux limites étroites dans lesquelles nous l'avons circonscrite, et qu'au lieu d'être la règle elle n'est que l'exception. Maintenant nous pouvons répondre à la première question que nous nous sommes posée, en disant qu'en général, il n'est pas dangereux de guérir les dartres, seulement, dans les cas exceptionnels que nous avons réservés, et chez certains dartreux atteints d'asthme et de catarrhe pulmonaire dont les accès de suffocation sont plus rares et plus légers, tant que l'éruption est en pleine efflorescence, et dont les étouffements reviennent au contraire plus fréquents et plus intenses, quand l'affection extérieure est guérie ou seulement diminuée d'une manière notable, le médecin devra être discret et respecter jusqu'à un certain point l'affection cutanée. Cependant, même dans ces cas exceptionnels, le médecin est quelquefois obligé d'intervenir d'une manière active et de combattre sérieusement la maladie dartreuse ; c'est alors qu'il trouvera dans les exutoires en permanence un moyen précieux et sûr d'éviter une répercussion viscérale et d'entretenir et de fixer au dehors une dérivation qui, pour des causes dont l'essence est jusqu'ici restée couverte d'un voile impénétrable pour nous, est devenue un besoin et en quelque sorte une nouvelle fonction pour l'économie. Nous insistons d'autant plus volontiers sur ce précepte que naguère, dans une discussion mémorable, des hommes éminents, entraînés par l'esprit de système et peut-être aussi par l'amour de la contradiction, ont déversé trop gratuitement, ce nous semble, le dédain et le ridicule sur ces précieux agents thérapeutiques.

Une dernière question nous reste à résoudre : la diathèse dartreuse se manifeste-t-elle constamment et exclusivement par des éruptions cutanées ou des inflammations muqueuses, autrement dit cet état constitutionnel que nous appelons la prédisposition herpétique, peut-il se traduire par une expression pathologique différente des affections dartreuses (eczéma, psoriasis, lichen, pityriasis)? Il n'y a plus de doute à ce sujet, et l'observation a démontré jusqu'à l'évidence que le cancer est quelquefois la manifestation ultime de la dartre, et il serait facile d'en rapporter ici plus d'un exemple emprunté à la pratique des chirurgiens et des médecins les plus répandus. Nous ne voulons pas dire que la diathèse dartreuse engendre constamment la diathèse cancéreuse, ni que celle-ci soit toujours la dernière expression de la première ; mais nous affirmons qu'il existe entre ces deux états constitutionnels une connexion assez fréquente pour en conclure que l'herpétisme revêt quelquefois la forme cancéreuse.

Marche. — La marche des affections dartreuses est essentiellement chronique. Ce n'est pas à dire cependant que, dans certains cas exceptionnels, elle ne puisse prendre une forme aiguë. Cet état d'acuité s'observe particulièrement dans quelques variétés d'eczéma et d'impétigo qui ne durent que six semaines ou deux mois, limites extrêmes assignées aux maladies aiguës. Mais, nous le répétons, dans la grande majorité des cas, la maladie se prolonge, avec une intensité variable, pendant des mois et des années. Rien de plus commun que de voir des malades qui sont tourmentés, pendant toute leur vie, par une affection dartreuse, avec quelques intervalles plus ou moins longs de rémission.

Nous sommes naturellement amenés à parler des récidives qui sont un des caractères fondamentaux du groupe d'affections dont nous nous occupons. La récidive est en quelque sorte une circonstance fatale de la diathèse dartreuse, et l'on peut affirmer, sans crainte d'être démenti par les faits, que la guérison radicale et absolue d'une affection dartreuse est une exception très-rare. Aussi, lorsque vous observez une éruption dartreuse, chez une personne d'un certain âge, vous pouvez avancer, d'une manière à peu près certaine, que l'éruption actuelle a déjà été précédée d'une ou de plusieurs autres semblables ; mais de toutes les manifestations dartreuses, la plus tenace, celle qui se reproduit avec le plus d'opiniâtreté, c'est assurément le psoriasis. Chaque fois donc que vous aurez fait disparaître une éruption dartreuse, ne croyez pas que tout soit fini, et que votre malade soit à tout jamais délivré de l'affection pour laquelle il est venu réclamer vos soins : vous n'aurez triomphé momentanément que de la manifestation locale, mais nullement de la diathèse. L'époque et le mode de succession des récidives sont extrêmement variables, ils sont subordonnés à des conditions de tempérament, d'âge, de régime, de genre de vie et d'habitudes des malades. Quelquefois les récidives se montrent au bout de quelques semaines ou de quelques mois ; d'autres fois, au bout de plusieurs années; dans certains, après quinze ou vingt ans.

Terminaison. — Après les détails dans lesquels nous venons d'entrer, il nous reste peu de chose à dire sur la terminaison. La guérison est très-rare, avons-nous dit ; cependant il en existe des exemples, soit que la maladie ait cédé à un traitement convenable et longtemps prolongé, soit qu'elle ait disparu spontanément, par suite d'une modification profonde de l'économie survenue sous l'influence de conditions hygiéniques favorables qui ont, pour ainsi dire, usé la *diathèse dartreuse.* — Mais, dans ces cas exceptionnels, il faut être très-circonspect et très-réservé et ne pas s'endormir dans une fausse sécurité, si l'on veut éviter une illusion fâcheuse ; car le plus souvent la diathèse est latente, elle sommeille, et il suffit d'une cause accidentelle de quelque énergie pour la faire reparaître à l'extérieur. Dans quelques cas, après plusieurs alternatives de guérisons et de récidives, l'éruption dartreuse et spécialement certaines formes deviennent réfractaires à toute espèce de traitement, elles ne disparaissent plus et prennent droit de domicile chez le sujet. La déperdition permanente déterminée par les produits morbides et le manque de sommeil et de repos amènent bientôt l'affaiblissement et le marasme, et alors le malade succombe, épuisé par la fièvre hectique, par la perte continuelle de ses forces et par l'impossibilité de les réparer.

Diagnostic. — Le diagnostic des affections dartreuses ne présente pas généralement de grandes difficultés. Il suffit de se rappeler les caractères généraux que nous avons esquissés à grands traits, pour différencier ce groupe morbide des autres maladies du tégument externe ; mais, pour procéder avec méthode et sécurité, dans ce travail d'analyse et d'élimination auquel doit se livrer le médecin, lorsqu'il se trouve en face d'une éruption cutanée, et qu'il est obligé de se prononcer sur sa nature et son espèce, on ne doit pas, à l'instar de l'école anatomique, s'attacher exclusivement aux caractères extérieurs que nous avons appelés lésions élémentaires et que nous avons dites essentiellement mobiles et fugaces ; il faut considérer l'ensemble de la maladie, son début, son mode de développement, l'existence ou l'absence de démangeaisons, interroger l'état général du malade et remonter aux antécédents du côté des ascendants, et quelquefois même des descendants ; il faut, en un mot, constater l'existence ou non d'une diathèse. Cette connaissance une fois acquise, il ne reste plus aucune difficulté. Cependant, pour répondre à l'importance de ce chapitre, nous allons indiquer les maladies de la peau qui se rapprochent le plus des dartres, celles avec lesquelles elles se trouvent le plus souvent associées et dont il importe le plus, par conséquent, de connaître les signes distinctifs. Nous ne ferons qu'énumérer ces caractères différentiels, sauf à entrer dans des détails plus intimes, à propos de chaque espèce en particulier. Ces maladies sont : les affections parasitaires, les scrofulides et les syphilides.

Pour ne nous en tenir qu'aux signes purement extérieurs et, pour ainsi dire, palpables de la maladie, la disposition diffuse, irrégulière et mal délimitée de l'éruption, son étendue et son mode de développement suffiront, pour différencier une maladie de la peau de nature herpétique d'une affection parasitaire. D'ailleurs, qu'il reste encore quelque doute, on trouvera dans l'examen microscopique un élément de diagnostic d'une certitude presque mathématique. Supposez même que le médecin, par défaut d'habitude ou par une autre cause, ne puisse recourir à ce précieux moyen; le traitement, en vertu d'un vieil adage, sera une pierre de touche presque infaillible et ne tardera pas à démontrer la nature de la maladie, et à faire disparaître toute espèce d'hésitation.

Nous avons parlé des démangeaisons comme étant un des caractères les plus importants et les plus constants des dartres. Ce signe seul suffit à éliminer deux grandes classes de maladies de la peau : les scrofulides et les syphilides. Lorsque le prurit existe, vous pouvez donc affirmer hardiment que vous avez affaire uniquement à une éruption dartreuse, ou bien, s'il existe quelque signe pathognomonique d'une autre affection, que celle-ci se trouve compliquée d'une manifestion herpétique, parfaitement indépendante de la diathèse syphilitique ou scrofuleuse, c'est-à-dire que deux éruptions de nature tout à fait différente et engendrées par deux principes morbides contraires se sont développées simultanément sur le même terrain et coexistent chez le même sujet.

Mais, en dehors de ces phénomènes nerveux dont la valeur négative est incontestable dans le diagnostic des deux groupes dermatologiques auxquels nous faisons allusion, chacun d'eux présente en outre ses caractères spécifiques qui viendront confirmer les présomptions du médecin et corroborer son jugement. Ainsi, les syphilides auront d'un côté leurs antécédents et leurs phénomènes concomitants sur la nature desquels il est difficile de se méprendre, et de l'autre, la couleur d'un rouge sombre spécial, la disposition circulaire en fer à cheval et en croissant de leur éruption.

Les scrofulides se distingueront d'abord par leur coloration violacée particulière, et plus tard par une altération qui ne s'observe jamais dans les dartres, nous voulons parler de cicatrices blanches, réticulées, déprimées ou saillantes, assez semblables aux cicatrices de brûlures. Ces cicatrices, manifestations ultimes de la diathèse scrofuleuse, sont des stigmates indélébiles, résultant d'une absorption interstitielle et sans solution de continuité préalable, fait important qui ne permet en aucun cas de confondre une éruption due à la diathèse scrofuleuse avec les manifestations tégumentaires de l'herpétisme,

Tel est l'ensemble des principaux caractères qui nous

permettent de distinguer au premier aspect les affections dartreuses. Nous n'avons fait, nous le répétons, qu'ébaucher ce chapitre important de leur diagnostic, nous réservant, bien entendu, de le compléter quand nous traiterons en détail de chacune des espèces de ce groupe naturel des dermatoses. Ainsi, la diathèse dartreuse une fois constatée, nous avons encore à déterminer les différentes formes de la manifestation et leurs variétés. C'est alors que les lésions locales prennent une importance réelle et que l'on apprécie, à leur juste valeur, la sécrétion séreuse de l'eczéma, la rudesse spéciale du lichen, les squames larges et épaisses du psoriasis, celles plus fines et furfuracées du pityriasis. Quant au diagnostic précis des variétés, il est souvent fort difficile et présente quelquefois des difficultés insurmontables, mais n'oublions pas que cette lacune n'a pas d'importance et qu'au point de vue pratique, l'essentiel est de reconnaître le nom du groupe pathologique auquel appartient l'éruption soumise actuellement à notre examen.

Pronostic. — Les dartres par elles-mêmes ne sont pas graves, en ce sens qu'elles ne compromettent pas sérieusement l'existence, du moins dans l'immense majorité des cas. Ce sont plutôt des maladies gênantes que dangereuses. Le plus souvent, après un traitement de quelques semaines ou de quelques mois, l'éruption guérit, sans laisser aucune trace de son passage, et les malades se croient à tout jamais débarrassés de leur affection. Mais le médecin expérimenté ne partagera point cette illusion, et ne s'abandonnera pas à une confiance aveugle qui pourrait être préjudiciable à son crédit. Dans la plupart des cas, en effet, la manifestation dartreuse ne disparaît que momentanément et sous conditions de récidives, et celles-ci sont d'autant plus rapprochées et d'autant plus tenaces qu'elles se sont répétées un plus grand nombre de fois, et que le malade est d'un âge plus avancé. C'est-à-dire que dans les dartres, de même que dans les autres maladies constitutionnelles (scrofules, syphilides), le médecin n'a pas d'autre prétention que de guérir la manifestation morbide locale, mais nullement de détruire cet état général particulier que nous appelons diathèse, qui donne naissance aux altérations tégumentaires et les domine et se joue en quelque sorte des médicaments, se trouvant toujours hors d'atteinte de leur action. Aussi, n'est-il pas rare de voir, chez certains vieillards, comme nous l'avons déjà dit, les éruptions dartreuses, après plusieurs séries de récidives, rester en permanence. Elles acquièrent alors une gravité réelle, à cause de la faiblesse qu'elles occasionnent, soit par les insomnies, soit par l'abondance des sécrétions, comme il arrive dans l'eczéma. Cette débilité est d'autant plus inquiétante pour les malades dont nous parlons, qu'elle s'ajoute à celle de l'âge et qu'elle vient encore diminuer leur force de résistance aux influences morbides.

Ajoutons encore que la peau n'est pas la seule face du corps sur laquelle le vice herpétique puisse inscrire ses caractères anatomiques, si je puis parler ainsi. Les muqueuses, avons-nous dit, peuvent être également le théâtre de ses manifestations. Sans parler de la répercussion, sur laquelle nous nous sommes suffisamment expliqué, l'herpétisme se traduit quelquefois par des angines granuleuses, des catarrhes bronchiques, des asthmes, etc., qui apportent aussi leur contingent dans le pronostic de cette affection. Enfin, nous rappellerons la connexité qui existe entre les dartres et le cancer, et nous comprendrons les appréhensions que cette relation, mise hors de doute par les travaux modernes, doit inspirer au médecin sur l'avenir de ses malades atteints d'éruption herpétique.

Étiologie. — Deux faits importants dominent toute l'histoire étiologique des dartres, et peuvent être considérés comme étant du nombre des caractères fondamentaux et essentiels de ces affections ; ce sont la non-contagion de ces maladies et leur transmissibilité par voie d'hérédité.

Les dartres ne sont pas contagieuses. C'est un fait aujourd'hui acquis à la science et qui ne devrait plus être discuté. Ce premier caractère suffit, à lui seul, pour distraire de ce groupe nosologique une classe nombreuse de maladies qui lui était restée intimement unie jusqu'à notre époque : nous voulons parler des affections parasitaires. Ces éruptions présentent assurément, par leurs caractères extérieurs, une grande similitude avec les manifestations herpétiques, et l'on comprend aisément la confusion qu'on a dû commetre à leur sujet, avant l'application du microscope à l'étude des maladies de la peau. Mais, depuis les connaissances précises dont cet ingénieux moyen est venu enrichir la science, la contagion n'est plus soutenable, et aujourd'hui, même en l'absence de l'examen microscopique, l'existence de cette particularité est devenue une pierre de touche infaillible pour spécifier la nature d'une maladie et indiquer le seul traitement qui lui convienne. Il est donc inutile de séquestrer les malades atteints d'éruptions dartreuses et de les isoler des autres personnes, comme le voulaient les partisans de la contagion, et nous ne pouvons attribuer qu'à une erreur de diagnostic les prétendus cas de contagion qu'on a cru observer dans ces derniers temps.

La transmissibilité par voie d'hérédité est un autre caractère important des dartres, mais qui lui est commun avec les autres maladies constitutionnelles. Cette transmissibilité héréditaire des dartres n'a pu être niée que par des médecins dont les observations se sont bornées au théâtre trop restreint de la pratique nosocomiale, et qui ont eu affaire à des malades en général fort négligents de leur personne et très-peu soucieux de leur propre santé et à plus forte raison de celle de leurs parents, et dont, en conséquence, l'histoire pathologique n'a pu être reprise au delà du début des accidents actuels ni être suivie après leur disparition. Mais la question n'a jamais été douteuse pour les médecins qui, surtout dans leur pratique privée, ont eu à traiter des malades intelligents et soigneux de leur santé, qu'ils ont pu suivre et dont, par le fait, ils ont pu obtenir tous les renseignements désirables.

Cette transmission a lieu habituellement avec la même forme pathologique. Ainsi, telle famille sera vouée à l'eczéma et telle autre au psoriasis, etc. ; mais cette règle n'est pas absolue, elle souffre quelques exceptions; sous l'influence du tempérament, du régime ou de quelque circonstance hygiénique, les enfants d'un père eczémateux, par exemple, peuvent être atteints de psoriasis, etc.

Les antécédents héréditaires occupent donc le premier rang parmi les causes prédisposantes, et, dans l'état actuel de la science, nous pouvons affirmer que l'aptitude à l'herpétisme est le plus ordinairement une prédisposition native qui passe d'une génération à l'autre, d'une manière, pour ainsi dire, fatale, et peut être considérée, pour nous servir d'une comparaison empruntée à un autre ordre d'idées, comme un effet dont l'échéance peut sans doute être ajournée chez les descendants par une des circonstances hygiéniques que nous venons de signaler, mais qui n'en est pas moins presque inévitable. Ajoutons, pour être complet, que la diathèse dartreuse n'est pas plus que toute autre diathèse nécessairement héréditaire, elle peut aussi être acquise.

Maintenant, autour de cet état constitutionnel héréditaire ou acquis, et qui est, à proprement parler, la seule cause prédisposante, viennent se grouper certaines circonstances étrangères qui peuvent provoquer les manifestations de la diathèse et que, pour cette raison, nous appellerons causes occasionnelles. Mais, avant d'entrer dans l'énumération de ces causes, nous devons dire quelques mots de l'âge, du tempérament et des saisons, qui ont aussi une influence prédisposante, mais d'un ordre tout à fait secondaire.

Les dartres sont de tous les âges : on les observe chez les enfants comme chez les vieillards, seulement chez ces derniers la maladie actuelle a presque toujours été précédée d'attaques antérieures, et remonte le plus souvent à un certain nombre d'années. Il est très-rare, en effet, de voir un eczéma chez un vieillard qui n'ait eu déjà plusieurs éruptions et chez lequel la première apparition de la maladie ne date de l'adolescence ou de l'enfance.

Relativement aux sexes, les deux sexes y sont à peu près également prédisposés.

Tous les tempérament peuvent offrir la diathèse dartreuse, mais chaque forme de la maladie semble affecter un tempérament spécial. Ainsi l'eczéma se montre de préférence chez les sujets lymphatiques, le lichen chez les sujets nerveux, le pityriasis se rencontre plus souvent chez les personnes à tempérament bilieux ; tandis que le psoriasis semble avoir une prédilection pour le tempérament sanguin.

Les saisons ne jouent pas un rôle aussi important que celui que certains auteurs leur ont attribué. Cependant on a constaté que les éruptions ont lieu le plus souvent aux deux grands changements de saison, au printemps et au commencement de l'hiver.

Nous diviserons les causes occasionnelles en quatre grandes catégories, qui sont :

1° Les professions qui exposent le corps à une chaleur élevée et continue : forgerons, fondeurs, boulangers, etc. ; celles qui laissent certaines parties du corps en contact permanent avec des substances âcres et irritantes : teinturiers, raffineurs, épiciers, garçons de café ; celles qui condamnent les ouvriers à des veilles prolongées et habituelles et ne leur permettent pas de prendre pendant la nuit le temps nécessaire à leur repos.

2° Après les professions, et presque sur le même rang, nous devons placer le régime, comme cause provocatrice des éruptions herpétiques : une nourriture trop substantielle et trop azotée, l'usage de certains coquillages, de quelques poissons, notamment des poissons salés, des crustacés (homard, écrevisse). C'est, sans doute, ce genre d'alimentation qui nous explique la plus grande fréquence des affections dartreuses parmi les populations maritimes. Ajoutons l'usage de certains fruits qui produisent les mêmes effets, et surtout l'usage du café et des liqueurs fortes, des aliments très-épicés, de la charcuterie, etc.

3° Les excès en tout genre, excès de table et de boissons, en dehors de la qualité des mets et des boissons ; excès de travail de corps et d'intelligence ; les émotions vives et profondes, de quelque nature qu'elles soient, sont singulièrement favorable aux éruptions dartreuses.

4° Dans un quatrième ordre de causes déterminantes, nous rangerons l'action intempestive ou immodérée de substances médicamenteuses irritantes : frictions avec l'huile de croton, avec un liniment térébenthiné ou ammoniacal, avec la pommade stibiée ou autre topique du même genre.

Tel est l'ensemble des principales causes qui favorisent les éruptions dartreuses. Mais, nous ne saurions trop le répéter, tous ces agents extérieurs ne font que provoquer les manifestations d'un vice particulier préexistant. Sans cette prédisposition le plus souvent native et exclusivement propre aux dartreux, ces différentes circonstances seraient tout aussi inertes et tout aussi innocentes à l'égard des quelques sujets dont nous parlons qu'à l'égard d'autres, en plus grand nombre, qui sont exposés aux mêmes influences sans en éprouver les mêmes effets délétères. Du reste, cet état constitutionnel, que nous appelons diathèse dartreuse, nous apparaît dans toute son évidence, lorsque nous considérons d'une part la guérison rapide des éruptions herpétiques, sous l'influence d'une médication convenable et de l'éloignement des causes qui les ont déterminées, et de l'autre leur retour inévitable, lorsque les malades se trouvent de nouveau exposés à l'action des mêmes agents provocateurs.

Traitement. — Nous devons encore ici nous tenir dans les généralités et ne point entrer dans les détails d'une thérapeutique qui trouvera naturellement sa place à propos de chaque espèce dartreuse considérée en particulier.

Le médecin devra puiser les indications à deux sources principales : dans l'existence de la diathèse et dans la forme particulière affectée par la manifestation tégumentaire, c'est-à-dire qu'il aura à traiter le vice herpétique et à combattre les phénomènes cutanés ; de là deux ordres de moyens : moyens généraux et moyens locaux.

Tout d'abord, dans le début de la maladie, alors que dominent les phénomènes inflammatoires locaux, quelle que soit la forme de l'éruption, on s'adressera aux antiphlogistiques locaux et généraux ; c'est là un traitement préparatoire dont l'énergie et la durée doivent être proportionnées à l'intensité des phénomènes phlegmasiques proprement dits, et qui assurent le succès de la thérapeutique spéciale qu'il faut aborder, lorsque le traitement antiphlogistique seul, composé de tisanes rafraîchissantes, de bains émollients, quelquefois de topiques de la même nature, n'a pas suffi à faire disparaître toute trace d'éruption.

Du reste, il est rare que l'élément inflammatoire cède à l'action de ce premier ordre d'agents thérapeutiques, le plus souvent il faut y joindre le secours de la médication dérivative, qui consiste en purgatifs et en laxatifs dont le choix dépendra de différentes conditions d'âge, de tempérament du malade, de degré et de forme de l'éruption que le médecin seul pourra apprécier. Toutefois nous devons faire remarquer que les moyens dérivatifs, si utiles dans les éruptions dartreuses qui s'accompagnent d'une sécrétion séro-plastique ou séro-purulente, sont loin d'offrir la même efficacité, lorsqu'il s'agit des maladies à forme sèche. Nous placerons dans la même catégorie les diurétiques, peu employés, mais dont cependant on a quelquefois obtenu de bons résultats.

Souvent l'herpétisme vient se greffer sur des sujets frappés déjà d'un autre vice constitutionnel, dont l'influence peut non-seulement défigurer les manifestations dartreuses, mais s'opposer aussi à l'action de la médication antiherpétique proprement dite. Cet état général secondaire est ordinairement la diathèse scrofuleuse.

Dans ces cas d'affections mixtes, le médecin devra faire la part de chaque élément morbide, et, pendant qu'il combattra les phénomènes inflammatoires de la période aiguë des éruptions dartreuses, à l'aide des agents que nous avons indiqués, il s'adressera à un autre ordre de moyens pour dégager l'élément herpétique des accidents hétérogènes qui le compliquent. C'est pour répondre à ces indications qu'il administrera les amers, l'huile de foie de morue, le fer, les préparations iodées.

Les différentes médications que nous avons conseillées

jusqu'ici ne sont que le prélude de la médication antidartreuse proprement dite. Elles ne s'adressent qu'à des phénomènes purement accidentels et n'ont d'autre but que de changer, pour ainsi dire, la nature du sol et de rendre le terrain favorable à l'action d'une thérapeutique spéciale. Un grand nombre de ces médicaments pourront bien encore trouver leur place dans cette seconde médication, mais leur rôle sera tout à fait secondaire ; le premier rang appartiendra désormais aux agents modificateurs. Ils sont de deux sortes, suivant qu'ils s'adressent à l'état général ou aux manifestations cutanées : modificateurs généraux et modificateurs locaux.

Les modificateurs généraux, par excellence, sont l'arsenic et le soufre.

La substance la plus énergique, la plus fidèle et la plus constante dans ses effets est, sans contredit, l'arsenic et ses diverses préparations. Nous pouvons dire même que c'est le seul antidartreux que nous possédions. Après les préparations arsenicales viennent les préparations sulfureuses : le soufre est un succédané précieux de l'arsenic, mais il trouve principalement son indication dans ces cas mixtes de manifestations herpétiques et de diathèse scrofuleuse dont nous avons parlé. Il ne serait alors qu'un auxiliaire, puissant, il est vrai, destiné à isoler la diathèse herpétique, à la laisser seule en présence de la médication spéciale, et à la rendre par conséquent plus accessible à l'action de celle-ci.

On a encore indiqué d'autres substances comme succédanés de l'arsenic, telles que la teinture de cantarides, le baume de Copahu, le goudron. Sans entrer, au sujet de ces médicaments, dans des détails qui trouveront leur place ailleurs, nous pouvons dire d'avance que leur action est loin d'être constante, mais qu'on peut attribuer les heureux résultats qu'on paraît en avoir retirés quelquefois, à leur action particulière et en quelque sorte élective sur la peau. Il en est de même des sudorifiques dont certains médecins ont préconisé l'efficacité.

Mais quel que soit le modificateur interne dont le médecin fasse choix, il est une règle d'opportunité qu'il doit toujours avoir présente à l'esprit et que nous rappellerons plus d'une fois, à cause de son importance, c'est de ne recourir à cette médication qu'après la disparition complète des phénomènes inflammatoires, c'est-à-dire à la fin de la seconde et à la troisième période de l'éruption dartreuse. En tout autre temps, leur action prématurée serait nuisible et ne ferait qu'aggraver la maladie.

Les modificateurs locaux sont des topiques mis en contact immédiat avec les surfaces malades ; nous ne comprenons pas, bien entendu, dans cette catégorie ces applications locales émollientes que nous avons conseillées pour combattre les accidents aigus du début. Les médicaments dont nous allons parler maintenant sont des pommades et des lotions, de compositions diverses, qui agissent soit comme résolutifs, soit le plus souvent comme substitutifs ; mais ces agents extérieurs ne jouent qu'un rôle accessoire dans la thérapeutique dartreuse ; ils ne sont que des auxiliaires de la médication interne.

Le public, par un préjugé fâcheux, dernier vestige de l'ancienne médecine, a l'habitude d'associer dans son esprit l'idée de dartres à celle de pommades et d'onguents, et fait trop souvent un usage aveugle et irréfléchi de ces préparations, sans tenir aucun compte de l'époque de la maladie. Aussi l'à-propos que nous avons recommandé, comme une nécessité absolue, dans l'administration des modificateurs généraux, est-il d'autant plus de rigueur dans l'application des modificateurs externes que leur intervention intempestive détermine des effets plus désastreux.

Ces préparations pharmaceutiques se composent en général de soufre sublimé, de sels de mercure, base de la plupart des pommades secrètes (turbith minéral, protoiodure, biodure, nitrate de mercure, sublimé, calomel, etc.), auxquels on donne comme excipient le cold-cream, l'huile d'amandes douces, la glycérine, l'onguent rosat. Nous prescrivons également le goudron, l'huile de cade, l'oxyde de zinc, l'acétate de plomb, et enfin le sous-nitrate de bismuth, soit seul, soit associé à la glycérine, pour diminuer les démangeaisons.

Outre les préparations pharmaceutiques dont nous venons de parler, qui doivent assurément occuper le premier rang, à tous les points de vue, dans la thérapeutique dartreuse, et qui sont les seules ressources dont puisse disposer la grande majorité des malades, il existe un troisième ordre de moyens d'une efficacité incontestable et que nous ne saurions passer sous silence. Nous voulons parler des eaux minérales, dont le plus souvent les privilégiés de la fortune peuvent seuls bénéficier. Les eaux minérales les plus efficaces et qu'on emploie habituellement sont les eaux sulfureuses, salines, alcalines, dont l'action rentre dans les catégories thérapeutiques que nous avons établies. Tantôt, en effet, elles guérissent, en modifiant la constitution ; d'autres fois en ramenant la maladie chronique à l'état aigu et en jouant le rôle de substitutifs ; d'autres, enfin, sont dérivatives et provoquent les sécrétions intestinales, urinaires ou cutanées. Mais, sans entrer davantage dans la théorie, sachons que les eaux minérales bien appliquées constituent une ressource thérapeutique précieuse, qui vient souvent guérir des affections rebelles jusqu'alors aux autres moyens, et que, dans la majorité des cas, non-seulement elle hâte la guérison, mais aussi elle la consolide et éloigne les récidives.

En parlant des modificateurs de la constitution, nous ne devons pas omettre de parler de l'hygiène et de la diététique, dont l'importance n'a pas besoin d'être démontrée et qui sont les accessoires obligés de toute médication. Ainsi les malades éviteront toute fatigue, tout excès de quelque genre que ce soit ; ils devront se soumettre à un régime alimentaire sévère, duquel seront exclus, d'une manière absolue, les assaisonnements relevés, les ragoûts épicés, les aliments fortement azotés, et en particulier le gibier, le porc, les poissons de mer et principalement les coquillages, le café, les vins forts et généreux, les liqueurs alcooliques, le thé lui-même ; en un mot, ils devront se soustraire, avec un soin scrupuleux, à l'influence de tous les agents externes et de tous les aliments que nous avons considérés comme essentiellement propres à favoriser l'explosion des manifestations de l'herpétisme ; cette hygiène spéciale importe autant, pour amener la guérison des affections dartreuses, que pour prévenir les récidives. Non-seulement elle aide l'action des médicaments, mais souvent à elle seule, elle peut déterminer la disparition d'affections anciennes et rebelles. On ne s'en étonnera point, si l'on réfléchit qu'un régime sévère, dépouillé de tout excitant, produit nécessairement à la longue, dans les solides et dans les liquides de l'économie, une modification aussi puissante que les médicaments dits altérants. C'est à cette puissance de l'hygiène qu'il faut attribuer le succès de plusieurs méthodes thérapeutiques, vicieuses en apparence, et, entre autres, de celles dans lesquelles les médicaments sont donnés à des doses impossibles.

Après avoir examiné les différents moyens que nous avons à notre disposition pour combattre l'herpétisme, nous devons, en terminant ce chapitre de généralisation, nous poser cette question : La médication générale que nous avons indiquée s'adresse-t-elle à la diathèse dartreuse, ou a-t-elle seulement pour effet de combattre les manifestations de la peau? L'herpétisme manifestant son existence en général par des éruptions, quand celles-ci disparaissent, sous l'influence d'une médication, on est tenté naturellement de conclure à la neutralisation de la diathèse. Cependant nous croyons plus volontiers que les effets extérieurs seuls de la maladie générale sont attaqués par les moyens thérapeutiques employés, que la diathèse persiste, et que l'arsenic et ses succédanés n'atteignent pas plus le principe herpétique que le mercure n'atteint le principe syphilitique. Dans la syphilis, les accidents locaux sont combattus avec succès par un traitement rationnel ; mais une fois introduite dans l'économie, la diathèse y prend droit de domicile et peut manifester sa présence par des affections tégumentaires ou autres qui surviennent de temps en temps, lorsque le sujet cesse d'être sous l'influence hydrargyrique, quelquefois même en dépit de l'intervention actuelle de la médication mercurielle. Il en est de même de la diathèse dartreuse, qui paraît persister indéfiniment. L'opiniâtreté avec laquelle reviennent certaines éruptions dartreuses, qu'on ne réussit à faire disparaître momentanément que pour les voir se montrer de nouveau, quelques mois ou quelques années plus tard, donnent une démonstration péremptoire à notre opinion et à l'analogie que nous établissons entre ces deux états constitutionnels, relativement à la manière dont ils subissent l'influence thérapeutique. Du reste, l'action directe de l'arsenic sur la peau nous paraît évidente non-seulement par ses effets thérapeutiques, mais encore par les taches grises qu'il n'est pas rare de rencontrer chez les malades qui ont pris, pendant un temps assez long, des préparations arsenicales et qu'on serait tenté d'attribuer au dépôt et à la présence réelle de l'arsenic dans le tissu même de la peau. Quant aux préparations sulfureuses, leur action tégumentaire n'a pas besoin d'être démontrée. En résumé, nous considérons ces médicaments comme des modificateurs du tégument externe, et nous expliquons leur effet par une action substitutive qui, amenant dans le tissu cutané une modalité nouvelle, paralyse, au moins pour un temps, l'effet du vice constitutionnel que nous avons appelé diathèse dartreuse.

§ 2. — Classification des affections dartreuses.

Pour compléter le chapitre des généralités sur les dartres, il nous reste à donner la classification de ces différentes éruptions. Nous avons dit qu'elles reconnaissaient toutes une cause primordiale unique, que nous avons nommée diathèse dartreuse, vice herpétique. Mais cet état constitutionnel se traduit à l'extérieur par des manifestations diverses auxquelles les conditions de tempérament, d'hygiène, d'habitude, de régime, de milieux ambiants, et surtout d'idiosyncrasie, impriment un cachet spécial et une physionomie particulière qui, sans leur faire perdre leur air de famille, en font autant d'individualités distinctes.

Nous n'admettons pas toutes les divisions que l'école anatomique, par une conséquence nécessaire et inévitable du point de vue où elle s'était placée, avait multipliées à l'excès. Nous n'avons conservé que quatre groupes principaux, qui sont dans leur ordre de fréquence :

1° L'eczéma,
2° Le lichen,
3° Le psoriasis,
4° Le pityriasis.

CHAPITRE III

DE L'ECZÉMA

Nous avons fait voir que les différentes maladies groupées sous le titre commun de dartres sont reliées entre elles par des affinités naturelles et par des caractères de parenté véritables, et non par l'arbitraire. Nous allons aborder maintenant l'histoire de chacune de ces affections et continuer, par cette étude détaillée, la démonstration de notre assertion.

L'eczéma, dont nous allons nous occuper en premier lieu, est, de toutes les affections cutanées, la plus commune, et aussi la manifestation dartreuse, assurément, la plus importante et la plus variée dans sa forme, dans sa marche et dans son siége. Le mot *eczéma* vient du mot grec ἐκζέω, je brûle, et porte, en conséquence, avec lui l'idée de feu et de chaleur. Alibert, qui aimait les mots étranges et pittoresques, désignait l'eczéma sous le nom de dartre squameuse humide (*herpes squamosus madidans*), expression qui avait le double avantage de donner une juste idée de l'aspect écailleux de la partie malade et de la sécrétion humide qui baigne ordinairement la surface. Dans le public, cette maladie est connue sous le nom de *dartre vive*. Le mot eczéma est aujourd'hui généralement adopté parmi les médecins ; Willan, Bateman et Biett rangeaient cette éruption parmi les affections vésiculeuses, et Alibert dans la classe des dermatoses dartreuses.

Il nous a été facile de faire voir la nature dartreuse de l'eczéma et de lui assigner sa véritable place dans cette grande classe des dermatoses dont il peut être considéré comme le type ; mais, quand il s'agit de donner une définition précise et rigoureuse de cette maladie, nous éprouvons un très-grand embarras : l'impossibilité actuelle de fixer son siége anatomique, et les variétés infinies d'aspect qu'il peut offrir, non-seulement chez les divers individus, mais encore dans les différentes phases de son évolution chez le même sujet, sont autant d'obstacles qui nous empêchent de prendre, comme base d'une définition et comme caractère spécifique de l'eczéma, une de ses lésions élémentaires. Négligeant donc, pour le moment, les caractères anatomiques de la maladie, et ce qu'il y a de fugace et d'incertain dans ses phénomènes, pour ne considérer que ce qu'elle présente de plus immuable et de plus essentiel, nous définirons l'eczéma : une affection caractérisée, au début, soit par des taches exanthématiques, soit par le développement de vésicules ou de vésico-pustules, soit par des fissures épidermiques, donnant bientôt lieu à une sécrétion séreuse ou séro-purulente plus ou moins abondante, susceptible de se concréter en croûtes et se terminant par une desquamation écailleuse de l'épiderme. Cette définition est longue sans doute, quoique encore insuffisante et un peu élastique, et n'a pas le mérite grammatical qu'on serait en droit d'exiger, mais elle a au moins celui de donner une idée assez juste et assez complète des différents phénomènes qui caractérisent l'affection et de rattacher, d'une manière très-satisfaisante, au type commun les différentes formes de l'éruption. Elle nous permet de réunir et de relier au même principe morbide une foule d'états pathologiques que l'école anglaise, sous l'inspiration d'idées trop exclusives et d'une fausse interprétation des faits, considérait comme autant d'affections isolées, distinctes les unes des autres, et souvent même de nature différente, mais qui, en réalité, ne sont que les périodes diverses ou les aspects différents d'une même maladie. Il est facile de saisir dès maintenant les déductions pratiques qui découlent naturellement de cette manière de voir, et les conséquences qui s'imposent au médecin au point de vue de la thérapeutique.

Pour mettre plus d'ordre et de clarté dans la description que nous allons entreprendre, nous admettons trois degrés dans le développement de l'eczéma.

Premier degré. — Le premier phénomène que l'on observe, celui qui prélude à tous les accidents qui vont se dérouler, est une rougeur plus ou moins vive, sur laquelle ne tardent pas à se montrer tantôt des vésicules, tantôt des vésico-pustules, d'autres fois des fentes de l'épiderme.

Les vésicules apparaissent sous la forme de petites saillies transparentes, acuminées, faisant un très-léger relief au-dessus du niveau de la peau et visibles seulement sous certaines incidences de lumière. Ces vésicules ont ordinairement une durée très-courte, souvent éphémère ; il est rare que leur existence dépasse trente-six ou quarante-huit heures, et on n'a pas toujours la bonne fortune de pouvoir la constater. Tantôt elles sont discrètes, isolées, ou disposées par petits groupes peu rapprochés ; tantôt, au contraire, elles sont confluentes et agglomérées en groupes très-serrés, quelquefois même elles sont tellement rapprochées qu'elles se confondent ensemble, et que, par la réunion de plusieurs d'entre elles, elles forment de larges bulles qui simulent celles du pemphigus. Ces vésicules sont dues à un soulèvement de l'épiderme par un liquide séreux, limpide et transparent ; souvent leur contenu est trouble, épais et opaque. Vous avez alors les pustules et les vésico-pustules qui peuvent se produire d'emblée, par suite de la violence de l'inflammation ; ou bien qui passent d'abord par la forme vésiculaire, et résultent de la transformation des vésicules dont le liquide est devenu purulent, sous l'influence du travail progressif de l'inflammation. Dans les intervalles qui séparent ces groupes de vésicules et de vésico-pustules, la peau est ordinairement saine. Quelquefois, cependant, elle est le siége de cette rougeur érythémateuse que nous avons considérée comme le phénomène précurseur de l'éruption ; la plupart de ces plaques érythémateuses sont, en effet, un terrain sur lequel se fera une nouvelle éruption vésiculeuse ou vésico-pustuleuse. Sur d'autres points, au contraire, la rougeur inflammatoire disparaît, sans avoir été suivie d'éruption, de sorte qu'on pourrait dire que, dans ces parties privilégiées, la maladie n'a réellement consisté que dans le phénomène tout à fait initial.

Mais l'éruption ne reste pas longtemps à cet état vésiculeux ou vésico-pustuleux ; le plus souvent même, nous l'avons déjà dit, le médecin est appelé trop tard pour le constater. La plus grande partie de ces petites éminences, en effet, s'affaissent très-rapidement et se rompent, soit par le contact des ongles, soit spontanément ; et immédiatement commence la série des phénomènes qui caractérisent la seconde période de l'eczéma. Dans quelques circonstances tout à fait exceptionnelles d'eczéma aigu, ou bien lorsque la maladie siége dans les parties où l'épiderme a une grande résistance, comme aux pieds et aux mains, la vésicule disparaît par la résorption de la sérosité et du liquide séro-purulent, et la maladie passe de prime-saut du premier au troisième degré, de la période vésiculeuse à la période squameuse, sans présenter aucun des phénomènes du second degré de la maladie ou période d'ulcération.

Quelquefois enfin, mais rarement, vous n'avez sur la surface rouge ni vésicules, ni pustules; mais des éraillures, des fentes de l'épiderme qui forment des lignes sinueuses, se croisant dans tous les sens. Ces fentes donnent issue à de la sérosité qui présente les mêmes caractères et subit les mêmes transformations que celle des vésicules. Les vésicules et les pustules peuvent donc être considérées comme la lésion élémentaire la plus ordinaire, mais non constante et exclusive de l'eczéma.

Deuxième degré. — A cette seconde phase de la maladie, il n'y a plus ni vésicules, ni pustules, le médecin qui du reste, nous le répétons, est bien rarement témoin des phénomènes de la première période, n'aurait pour base de diagnostic que les renseignements ordinairement vagues et incertains du malade, s'il n'existait, à cette époque de l'éruption, d'autres signes d'une durée plus prolongée et d'une valeur aussi importante que ceux dont nous venons de parler. Ces phénomènes sont : les ulcérations, engendrées par la déchirure des vésicules et des pustules, et la production d'un liquide concrescible. Les ulcérations toujours superficielles sont, comme les vésicules, tantôt isolées, nettement circonscrites et régulièrement arrondies, tantôt réunies sur leurs bords, et présentant des surfaces plus ou moins étendues et par conséquent irrégulières, mal délimitées et se confondant, d'une manière insensible, avec les parties saines environnantes. Quelles que soient leur étendue, leur forme et leur disposition, toutes ces petites ulcérations offrent à leur périphérie, lorsque la rupture des vésicules est encore récente, des lambeaux d'épiderme irréguliers et déchiquetés, derniers débris de la mince enveloppe qui circonscrivait les vésicules et les pustules. De ces surfaces ulcérées, quand elles succèdent à des vésicules, suinte un liquide séreux, transparent, de couleur citrine; mais gluant, visqueux, tachant et empesant les linges qu'il imbibe. En vertu de ses propriétés plastiques, cette sécrétion morbide se concrète immédiatement sous forme de croûtes jaunâtres ou grisâtres, ordinairement minces et malléables, qui recouvrent l'ulcération où elles ont pris naissance. Souvent ces plaques se fendillent elles-mêmes, et laissent sourdre, à travers leurs fissures, une certaine quantité de la même sérosité qui se concrète, comme la première, et la recouvre. Lorsque les ulcérations remplacent des pustules ou des vésico-pustules, le liquide sécrété est épais, jaunâtre, opaque, purulent en un mot. Les croûtes qui en résultent sont toujours plus adhérentes, d'un aspect plus inégal et d'une teinte plus foncée que celles qui succèdent aux vésicules. Du reste, leur couleur, aussi bien que leur épaisseur, varie beaucoup. Tantôt ces produits morbides ne forment qu'un léger enduit mou et verdâtre; le plus souvent ce sont de véritables croûtes irrégulières, anfractueuses, résultant du mélange d'épithélium et de pus avec le liquide citrin spécial à l'eczéma. D'autres fois ces croûtes acquièrent une épaisseur considérable, elles sont en même temps très-adhérentes et hérissées de saillies plus ou moins aiguës, qui les ont fait désigner sous le nom de croûtes rocheuses; elles ont une coloration verdâtre ou bien elles présentent cette teinte jaune franc qui rappelle celle de certains miels et qui a valu à la maladie la dénomination caractéristique que lui a donnée Alibert (impétigo ou *melitagra flavescens*) ; enfin, dans certains cas rares, le mélange d'une très-petite quantité de sang au produit de la sécrétion imprime aux croûtes une teinte d'un brun foncé.

Ainsi, comme vous le voyez, les productions pathologiques de la seconde période de l'eczéma sont encore plus nombreuses et plus variées que celles de la première. Depuis les lamelles légèrement rugueuses, dues à la concrétion du liquide séreux des vésicules, et qui rappellent les squames, jusqu'aux croûtes rocheuses de l'impétigo, il existe un très-grand nombre d'intermédiaires, qui donnent à la maladie une infinie variété d'aspects et de formes souvent très-dissemblables.

Au bout d'un certain temps, les croûtes cessent d'augmenter de volume, en même temps elles perdent leurs adhérences aux surfaces ulcérées et finissent par tomber, soit spontanément, soit par l'effet des cataplasmes et des bains, et alors on trouve, à leur place, une surface d'un rouge nuancé et pointillé et couverte de petites ulcérations d'où l'on voit manifestement s'exhaler, sous l'apparence de gouttes de sueur, un nouveau liquide visqueux, gluant, concrescible et rapidement transformé en croûtes semblables aux précédentes, et dont le volume augmente par l'addition incessante de la sécrétion.

Cette succession de produits pathologiques, qui est le phénomène principal et dominant de la seconde période, se prolonge autant que les phénomènes inflammatoires. C'est à l'extinction complète de ceux-ci seulement que les croûtes font place aux squames et que la troisième période de la maladie succède à la seconde ; mais dans quelques cas, heureusement rares, le malade a succombé, épuisé par la violence de l'inflammation et par l'abondance de la sécrétion, avant d'arriver à cette dernière phase de l'eczéma.

Troisième période (*état squameux*).—Dans ce troisième degré de la maladie, toutes les croûtes ont disparu et la surface qu'elles recouvraient a pris une teinte, tantôt d'un rouge assez vif, tantôt d'un brun foncé, et, au lieu de fournir une sécrétion liquide et concrescible, elle est le siége d'une desquamation épidermique, ordinairement fine et furfuracée, qui donne à l'eczéma une ressemblance si parfaite avec le pityriasis, que le diagnostic est impossible à la simple inspection. D'autres fois les squames sont plus épaisses, imbriquées les unes sur les autres et reposent sur les surfaces sèches, comme dans le psoriasis. Ces lamelles épidermiques se gercent et se détachent, pour faire place à de nouvelles écailles d'autant plus fines et d'autant plus abondantes que la maladie s'avance davantage vers sa guérison complète.

Dans ce degré, caractérisé par l'état squameux de l'épiderme, lorsque les squames ont été enlevées par des bains, des cataplasmes, ou qu'elles se sont détachées spontanément, la peau malade présente, surtout dans les points où cette membrane est mince et habituellement tendue, un aspect singulier : elle est sèche, polie, luisante, comme si elle était enduite d'une couche de vernis, en même temps elle est sillonnée de plis longitudinaux très-superficiels qui affectent une certaine régularité et une symétrie apparente. Cet état annonce que l'épiderme est encore profondément altéré, et, en effet, il ne tarde pas à se détacher sous forme de lamelles furfuracées, et la guérison ne peut être affirmée que lorsque cette teinte luisante et cet aspect vernissé ont complétement disparu.

Nous devons signaler une autre modification importante de la peau, qui est l'opposé de la précédente et qu'on voit survenir quelquefois, à la suite d'eczéma de longue durée et à récidives fréquentes et rapprochées, c'est l'épaississement de la peau, une augmentation considérable de ses rides naturelles et, par conséquent, une rudesse particulière de cette membrane.

Dans les eczémas chroniques ou longtemps négligés, une guérison prochaine et presque assurée est souvent entravée et ajournée, à une époque indéterminée, par l'apparition brusque et inexplicable de fissures profondes qui sillonnent la peau et donnent issue à une sécrétion plastique et concrescible, semblable à celle de la seconde période de la maladie. Vous avez alors un nouvel eczéma non moins tenace que le premier et auquel on a donné, en raison de son aspect particulier, le nom d'*eczéma fendillé;* nous l'avons déjà signalé, en traitant du premier degré de la maladie.

Nous venons d'exposer les trois degrés de l'eczéma, mais nous devons ajouter que ces états ne sont pas exclusifs les uns des autres, et que très-souvent on trouve, simultanément, chez le même malade, les trois degrés répartis sur différentes régions du corps ; quelquefois même ils sont mélangés dans les mêmes points. Cette coïncidence de tous les degrés de l'eczéma chez le même sujet permet au médecin de voir, pour ainsi dire, dans le même tableau et d'un seul coup d'œil, toute l'histoire de la maladie, c'est-à-dire, les vésicules, les vésico-pustules, les pustules et les fissures sur leur fond érythémateux à la première période; à côté, le second degré de l'affection avec ses ulcérations de forme et d'étendue diverses, donnant lieu à un suintement séreux ou séro-purulent, suivies de croûtes avec leurs mille variétés de forme, d'aspect et de coloration ; enfin la desquamation de la période terminale avec l'épaississement ou l'amincissement vernissé de la peau.

Nous devons encore mentionner un accident commun aux trois périodes de la maladie, c'est le gonflement inflammatoire du tissu cellulaire sous-cutané qui, dans certaines régions, imprime une modification notable à la forme et à l'aspect extérieur des parties, en raison de la laxité du tissu conjonctif. On observe souvent ce phénomène à la face, aux paupières, à l'aisselle, etc. Chez quelques malades, l'inflammation du tissu cellulaire sous-cutané se prononce davantage et il survient de petits abcès.

En même temps que ces phénomènes objectifs de l'eczéma, on observe d'autres symptômes qui échappent souvent à l'examen matériel du médecin, mais qui sont appréciables par les malades et ne sont pas moins constants que les premiers caractères que nous venons de décrire. Ces phénomènes sont : une sensation de chaleur et de prurit. La chaleur anormale que le malade éprouve dans les parties affectées est due à une élévation de température de ces parties, appréciable au thermomètre et quelquefois même au toucher. Cette chaleur plus ou moins vive persiste ordinairement, pendant toute la durée de la maladie, mais à des degrés d'intensité variables. Souvent, à la troisième période de l'eczéma, elle est presque nulle ; quelquefois, au contraire, elle est le dernier phénomène à disparaître. Par conséquent, tant qu'elle existera à un degré quelconque, il faudra toujours craindre une récidive de l'éruption. Quant aux démangeaisons, elles constituent un phénomène aussi constant que le précédent et, à coup sûr, bien plus tenace et bien plus grave. Elles se développent surtout le soir et déterminent des insomnies pénibles qui découragent et débilitent les malades. Le moindre excès de régime ou de fatigue, la plus légère influence extérieure, une émotion morale un peu vive, suffisent pour les exaspérer ; mais, en dehors de ces causes excitantes, les exacerbations reviennent quelquefois d'une manière irrégulière ; tantôt, au contraire, elles affectent une certaine périodicité. Le prurit est quelquefois tellement intense qu'il provoque d'une manière irrésistible le grattage, et devient par ce fait une cause de prolongation de la maladie. Dans quelques cas rares, la disparition des démangeaisons a lieu avant celle des autres phénomènes locaux; c'est une circonstance d'un favorable augure qui peut faire espérer au malade d'être à l'abri d'une prochaine récidive.

Phénomènes généraux. — Dans quelques cas d'eczéma aigu et au début de l'affection, il existe un certain ensemble de phénomènes généraux qui ressemblent aux symptômes précurseurs des fièvres éruptives : courbature, malaise, inappétence, soif, augmentation de la chaleur générale, accélération du pouls et langue saburrale; mais ces phénomènes sont de courte durée et la santé ne tarde pas à se rétablir. Le plus souvent ces symptômes généraux manquent et les accidents locaux n'ont aucun retentissement sur l'économie. Il n'est pas rare même de voir des eczémas très-intenses coïncider avec un état général parfait. Biett insistait beaucoup sur l'existence d'une inflammation gastro-intestinale qu'il disait avoir fréquemment observée avec des eczémas anciens. Nous avons bien vu des diarrhées chroniques chez certains vieillards atteints depuis longtemps d'éruptions eczémateuses, et même, dans quelques cas, une alternance entre les deux affections; mais nous n'avons pas constaté cette coïncidence aussi souvent que l'ont enseigné Biett et ses élèves qui me paraissent avoir été influencés, malgré eux, par la doctrine de Broussais qui régnait alors et qui ne voulait voir partout que des gastro-entérites.

Marche, durée, terminaison. — Nous avons dit que

l'eczéma présentait dans son évolution trois degrés. C'est en effet ce qui a lieu pour chaque éruption en particulier; mais nous avons ajouté qu'il n'était pas rare de voir, chez le même sujet, et dans des points différents, plusieurs éruptions successives, de manière à voir, pour ainsi dire, dans le même cadre, la maladie à tous les âges et avec toutes ses formes. Souvent, quand l'éruption est arrivée à son troisième degré, il survient une recrudescence qui la ramène à la seconde ou à la première période. Cette marche rétrograde peut se répéter plusieurs fois et prolonger l'affection d'une manière indéfinie. On ne doit pas non plus oublier l'apparition brusque de ces fentes sinueuses et irrégulières sur la surface luisante et vernissée, qui caractérise le troisième degré. Ce retour de la maladie, sous une autre forme, indique que la guérison est plus éloignée que l'on pourrait le supposer.

Enfin la symétrie de l'éruption est encore une particularité digne d'être notée : il est rare, en effet, de voir l'eczéma se développer sur un membre, sans que le membre correspondant du côté opposé en soit pareillement affecté, et cela existe, non-seulement pour les membres pris dans leur ensemble, mais encore pour les différentes parties de chaque membre en particulier et du tronc.

L'eczéma, comme toutes les affections dartreuses, a une tendance extrême à s'étendre et à se généraliser. Souvent il débute par un point, d'abord très-circonscrit, puis il rayonne et progresse, d'une manière indéfinie, soit par continuité de tissu, soit en se développant sur des parties plus ou moins éloignées et séparées les unes des autres par des intervalles de peau saine.

La maladie gagne facilement les muqueuses voisines et donne lieu à des ophthalmies, à des stomatites, à des vaginites et à des rectites qui ne sont autre chose que des eczémas étendus aux membranes muqueuses de l'œil, de la bouche, du vagin, de l'anus, etc. Avant de terminer ce que nous avons à dire sur la facilité d'expansion de l'eczéma, nous devons faire remarquer que l'éruption ne devient jamais générale, dans l'acception littérale du mot : dans les eczémas les plus étendus, il y a toujours quelques points de la peau qui se présentent à l'état sain ; et ce fait peut être intéressant au point de vue du diagnostic ; nous y reviendrons.

La durée de l'eczéma est habituellement chronique, et, au début de la maladie, il est impossible de prévoir l'époque de sa guérison. Souvent, chez les vieillards, il ne disparaît jamais complétement. Dans quelques cas cependant, cette éruption affecte une marche aiguë, et dans l'espace de deux à six septénaires, elle parcourt les différentes phases de son évolution, mais la dernière toujours plus lentement que les autres. Chez les adultes, la maladie peut guérir et les récidives peuvent être éloignées ; mais celles-ci sont, en quelque sorte, fatales, et le sujet qui a été une fois atteint d'un eczéma restera toujours sous l'influence de la diathèse et sous l'imminence d'une manifestation locale prête à se réveiller à la moindre occasion.

Quand l'eczéma guérit, il ne laisse après lui aucune cicatrice ; la place qu'il occupait conserve, pendant quelque temps, une couleur rouge brun, puis elle prend une teinte violacée qui augmente momentanément sous l'influence du froid. Peu à peu cette teinte diminue elle-même et finit par disparaître complètement, et alors la peau reprend sa couleur normale. Quelquefois cependant, à la suite d'un eczéma qui a duré longtemps, on voit survenir, dans les parties anciennement affectées, une exagération de la sécrétion pigmentaire ; il en résulte des taches brunes qu'on observe aux extrémités inférieures ; d'autres fois la peau conserve longtemps un aspect mamelonné et rugueux qui d'ailleurs s'efface insensiblement.

Dans certains cas la guérison s'accompagne d'accidents spéciaux qu'il est important de connaître : chez les sujets atteints d'asthme et de catarrhe, il n'est pas rare de voir les phénomènes propres à ces maladies s'aggraver, ou se réveiller au moment de la disparition ou seulement de l'amélioration de la maladie cutanée. Chez quelques femmes, c'est une leucorrhée qui se montre pour la première fois, aussitôt que la dartre est guérie ; ailleurs on a vu la guérison de la maladie coïncider avec le développement d'une angine granuleuse. On a encore cité des exemples de gastralgie et d'autres névroses alternant avec des éruptions eczémateuses. En pareille circonstance, il est souvent utile de différer la guérison complète de l'éruption ou d'appliquer un exutoire (vésicatoire ou cautère) qui devra rester en permanence.

En sa qualité de dartre, l'eczéma, nous l'avons déjà fait remarquer, a une grande tendance aux récidives, mais l'intervalle qui les sépare varie suivant les sujets, et surtout suivant les conditions extérieures au milieu desquelles ils vivent. Il y a des malades qui ont une récidive tous les ans ou tous les deux ans, quelques-uns même plusieurs par an. En général, ces éruptions périodiques ne durent pas longtemps et disparaissent très-rapidement.

Siége anatomique de l'eczéma. —Pour compléter l'histoire générale de l'eczéma, il nous reste à parler de son siége anatomique.

La plupart des médecins qui se sont occupés des maladies de la peau, et particulièrement ceux qui ont basé leur classification uniquement sur l'anatomie pathologique, ont cherché la cause de la diversité d'aspect que présentent ces différentes maladies dans la diversité de leur siége anatomique. L'eczéma, la maladie cutanée qu'on rencontre le plus souvent, a été naturellement le principal objet de ces recherches. Biett, se fondant sur la rougeur qui caractérise cette affection, en plaça le siége dans la couche superficielle du derme, dite membrane vasculaire d'Eichorn. Plus tard, M. Cazenave modifia profondément l'opinion de son maître; frappé surtout de la sécrétion plus ou moins abondante d'un liquide séreux, clair et transparent, ce médecin distingué en conclut que la maladie avait pour siége les glandes sudoripares. D'après cette manière de voir, la sécrétion séreuse ne serait autre chose que la sécrétion de la sueur exagérée, et les ulcérations qu'on aperçoit quelquefois sur la surface rouge, après la rupture des vésicules et des vésico-pustules, ou bien après la chute des croûtes, ne seraient que les conduits sudorifères devenus plus apparents par le fait de leur altération. La théorie de M. Cazenave, comme nous l'avons déjà fait remarquer, n'est, il faut bien le dire, qu'une pure hypothèse, que n'appuient ni l'examen microscopique, ni les analyses chimiques. En effet, la sécrétion séreuse ou séro-purulente de l'eczéma, qui tache et empèse les linges, ne ressemble nullement à la sueur ; et les recherches les plus consciencieuses et les plus exactes ont démontré, d'une manière péremptoire, que les ulcérations ne sauraient être considérées comme étant les ouvertures élargies par lesquelles ce produit physiologique vient sourdre à la surface de la peau. Il est facile aussi, en suivant l'évolution des phénomènes anatomo-pathologiques de l'eczéma, de voir ces petites ulcérations succéder à la rupture des vésicules initiales. Et d'ailleurs comment expliquer, dans cette théorie, l'état squameux de la peau, phénomène qui joue assurément un rôle aussi important que les ulcérations et la sécrétion séreuse? N'est-il pas évident qu'il y a là une sécrétion vicieuse de l'épiderme qui le rend impropre à vivre de sa vie ordinaire et fait qu'il se détache en écailles plus ou moins larges ? Pour nous, si nous avions à nous prononcer sur cette question difficile et encore fort obscure, nous croirions bien plus logique, en raison de la multiplicité des lésions de la maladie et des aspects variés qu'elle revêt, de placer le siége de l'eczéma dans plusieurs organes de la peau à la fois : l'épiderme, les corps muqueux, les papilles et le réseau vasculaire ; mais cette opinion, remarquez-le bien, est une simple hypothèse qui nous satisfait et nous semble plus près de la vérité.

Variétés de l'eczéma.

Nous venons de vous tracer le tableau de l'eczéma pris

dans son ensemble ; mais la description que nous avons donnée cesserait d'être vraie, si nous n'admettions des variétés, qui présentent des particularités importantes par leur fréquence, leur étendue, leur gravité et leur persistance, et que le médecin doit connaître, s'il veut éviter des erreurs graves et modifier sa médication d'une manière opportune et utile.

Pour mettre de l'ordre et de la régularité dans cette étude, nous diviserons les variétés que peut présenter l'eczéma en trois groupes.

Au premier groupe appartiennent les variétés suivant l'aspect ; au second, celles suivant la configuration, et enfin dans le troisième groupe nous trouvons les variétés qui dépendent du siége de la maladie.

1. Variétés suivant l'aspect.

Les variétés qui composent ce premier groupe sont assurément les plus répandues et les plus importantes. Quelques-unes, lorsqu'elles ont passé les premières phases de leur évolution, et qu'elles ont acquis leur entier développement, diffèrent tellement des autres formes de la maladie et ressemblent si peu à la description générale que nous avons donnée de l'eczéma classique, que nous comprenons qu'à une certaine époque, encore peu éloignée de la nôtre, des médecins de l'école de Biett et de Willan, trompés par les apparences extérieures, en aient fait des affections tout à fait distinctes et les aient classées dans des cadres nosologiques différents. Cependant, si vous observez avec attention le développement progressif de ces éruptions, et les modifications successives qu'elles subissent, depuis leur période initiale jusqu'à leur stade terminal, il vous sera facile de constater la similitude parfaite de ces affections à leur début, et de saisir le lien qui les réunit toutes dans le même faisceau et l'étroite parenté qui les rattache à la même origine.

Nous reconnaissons quatre variétés d'eczéma suivant l'aspect, qui sont :

1° L'eczema simplex;
2° L'eczema rubrum ;
3° L'eczema fendillé ;
4° L'eczema impétigo.

Eczema simplex.

L'eczema simplex, maladie passagère et à forme aiguë, survient surtout au moment des premières chaleurs et chez les jeunes sujets. Ordinairement la maladie débute par l'apparition de plaques rouges légèrement saillantes, à la surface desquelles on voit bientôt surgir une éruption plus ou moins intense de vésicules ou de vésico-pustules, d'une durée éphémère et qui, en général, s'affaissent spontanément, sans se rompre, et forment des petites croûtes légères. Après cette évolution rapide de ses deux premiers stades, la maladie entre, au bout de quelques jours, dans sa phase terminale, les squames remplacent l'éruption vésiculeuse et ne tardent pas à disparaître elles-mêmes. Il est rare que les petites surfaces rosées qu'elles recouvraient donnent lieu à une seconde génération furfuracée. Cette coloration rouge diminue progressivement, et bientôt il ne reste plus aucun vestige de l'éruption. D'autres fois l'affection parcourt ses périodes plus lentement, sans cependant dépasser les limites classiques assignées aux maladies aiguës; le liquide contenu dans les vésicules se concrète, en formant des croûtes minces dont la chute laisse voir une petite ulcération qui peut se couvrir encore d'une seconde concrétion, mais bientôt celle-ci se détache à son tour, pour ne plus se renouveler. Alors tout rentre dans l'ordre et la peau reprend son aspect normal.

Quelquefois, au lieu de vésicules, ce sont des vésico-pustules, dont le produit de sécrétion forme également des croûtes qui recouvrent, pendant quelque temps, de petites ulcérations, et dont la marche et la terminaison ne diffèrent en rien des précédentes.

Dans ces différents cas, la maladie reste ordinairement une affection purement locale, caractérisée par l'éruption que nous venons d'indiquer, par une sensation de chaleur, et souvent par des démangeaisons ; rarement il survient un peu de courbature et de malaise général, un léger mouvement fébrile et quelques symptômes d'embarras gastrique.

Diagnostic. — On peut confondre l'eczéma simple avec l'érythème vésiculeux; ces deux affections se ressemblent parfaitement par leur aspect; mais l'érythème se développe ordinairement après l'application de substances âcres; de plus, il n'a pas de tendance à se propager et à gagner d'autres parties du corps. Ces derniers caractères appartiennent au contraire à l'eczéma.

Pronostic. — *L'eczéma simple* est une maladie légère, à marche habituellement aiguë ; il parcourt ses périodes en sept ou huit jours, lors même que l'éruption occupe une vaste étendue de la surface cutanée. Dans quelques cas rares, il se transforme en eczéma chronique, soit qu'il s'étende en superficie, soit qu'il se perpétue à la même place par des éruptions successives. Quelquefois enfin il se montre, pour ainsi dire, comme maladie intercurrente dans un eczéma chronique.

Eczema rubrum.

Cette variété est mal décrite dans les auteurs ; plusieurs la confondent avec l'eczéma ordinaire, en se basant sur l'intensité de la couleur rouge qui existe dans les deux cas. Nous devons avouer néanmoins qu'elle se rapproche de la forme précédente, dont elle offre tous les caractères, mais plus développés et plus accentués ; c'est une éruption aiguë, très-souvent précédée de phénomènes généraux : malaise général, courbature, fièvre, lassitude, inappétence, etc., accidents qui simulent, à s'y méprendre, les prodromes de la période d'invasion des fièvres éruptives ; dans quelques cas tout à fait exceptionnels, leur intensité a été telle qu'ils ont déterminé la mort. Du reste, qu'il y ait des prodromes ou non, le premier phénomène local est une démangeaison très-vive qui se fait sentir dans différentes parties du corps, mais plus particulièrement à la figure, dans les plis articulaires, aux poignets, aux aisselles, dans les aines. Bientôt apparaissent simultanément, dans les mêmes régions, des plaques d'un rouge vif, arrondies, saillantes et de dimensions variables, sur lesquelles se développent des vésicules assez volumineuses, quelquefois agglomérées, le plus souvent isolées les unes des autres. La plupart de ces vésicules s'affaissent sur elles-mêmes, sans se rompre et par suite de la résorption sur place du liquide qu'elles contenaient; elles sont remplacées par des squames fines et furfuracées, qui une fois détachées ne se reproduisent plus. Quelques vésicules cependant se rompent spontanément ou sont déchirées par le grattage, conséquence nécessaire du prurit quelquefois intolérable dont les parties atteintes sont le siége; le liquide qui s'écoule alors se concrète sous forme de croûtes légères qui recouvrent des ulcérations très-superficielles et ne tardent pas à se détacher elles-mêmes, pour ne plus se reproduire. Elles sont remplacées par de petites squames en tout semblables à celles dont nous venons de parler et qui, comme elles, n'ont qu'une existence passagère et ne se renouvellent jamais. A ces deux phénomènes locaux et sensibles : rougeur et vésicules, il faut ajouter le gonflement de la partie malade. Ce gonflement est parfois considérable, et, lorsque l'affection siége à la face, elle peut très-bien simuler un érysipèle de cette région.

Phénomènes généraux. — Les phénomènes généraux qui existent au début cessent ordinairement, au moment de l'éruption, quelquefois cependant ils persistent, et même, dans certains cas, l'apparition des phénomènes locaux leur donne une nouvelle intensité. Il y a de la fièvre, des accidents de congestion cérébrale, de l'agitation, du délire, de l'insomnie, qui rappellent l'invasion des fièvres éruptives.

Diagnostic. — L'eczema rubrum présente une si grande ressemblance avec l'érysipèle, qu'à première vue il peut y avoir méprise ; néanmoins, pour un médecin expérimenté, le diagnostic de ces deux affections offre rarement des difficultés sérieuses : d'abord l'eczéma envahit d'emblée toute la région qu'il doit occuper, et le gonflement, surtout lorsqu'il est limité à la face, se confond insensiblement avec les parties voisines. Dans l'érysipèle de la face, au contraire, qui est le genre d'érysipèle qui se rapproche le plus de l'eczema rubrum, la maladie débute d'abord par un point limité de la région, ordinairement le nez, puis de là il rayonne sur le reste de la figure; de plus la limite entre la partie malade et les parties saines est nette et très-tranchée. Enfin, dans l'eczéma, nous avons un grand nombre de petites vésicules disséminées sur toute la partie rouge ; dans l'érysipèle, ce sont de grosses bulles moins nombreuses et moins uniformément répandues.

L'état fébrile du début, l'acuité de la marche, l'étendue souvent considérable de la manifestation cutanée, rapprochent cette forme d'eczéma des fièvres éruptives. Cependant il suffira d'un simple examen pour établir la différence et préciser la nature des éruptions ; ajoutons que l'eczéma récidive avec une grande facilité tous les ans ou tous les mois, et qu'il tend souvent à s'établir comme une maladie habituelle chez certaines personnes.

Lorsque cette affection siége aux mains, les démangeaisons et l'éruption vésiculeuse l'ont fait confondre quelquefois avec la gale, surtout à l'époque où l'on croyait que la gale était une affection vésiculeuse ; mais vous savez que les vésicules de la gale sont moins nombreuses que celles de l'eczéma ; de plus, dans la gale il y a un phénomène capital : le sillon de l'acarus et l'acarus lui-même.

Marche, durée. — La marche de cette maladie est essentiellement aiguë ; il est rare qu'elle dure plus de quinze jours ou trois semaines. Quelquefois elle dépasse cette limite et devient chronique ; elle présente alors plusieurs éruptions successives. Enfin on l'a vue disparaître presque complétement, à l'exception d'un point très-limité, à la face, aux mains, aux parties génitales où elle s'établit avec sa forme chronique ordinaire.

Pronostic. — Il n'est presque jamais inquiétant ; néanmoins, dans des cas exceptionnels, il peut survenir, du côté de la poitrine et du cerveau, des phénomènes assez intenses et assez graves pour amener la mort, comme nous l'avons vu chez un malade qui a succombé dans nos salles il y a quelques années.

Eczéma fendillé.

Cette variété vient donner un démenti à la classification purement anatomique des maladies de la peau. Dans cette forme, en effet, il n'y a ni vésicules, ni vésico-pustules ; l'épiderme se sèche, se fendille, se creuse d'une multitude de petites fissures longues et étroites, qui se coupent et se croisent en circonscrivant des espaces irréguliers. Le fond de ces fissures est rouge, et il s'en écoule souvent un liquide séreux, transparent, qui tache et empèse les linges, tout à fait semblable, en un mot, à celui que sécrètent les ulcérations qui succèdent aux vésicules dans les autres variétés d'eczéma.

Cette variété existe quelquefois comme espèce distincte et isolée, sans mélange de vésicules ; mais d'autres fois aussi elle se trouve associée à l'eczéma ordinaire vésiculeux ; enfin on l'observe au déclin de cette dernière affection, surtout aux membres inférieurs, aux aisselles, ou bien encore dans les endroits où la peau présente un grand nombre de plis, comme au pourtour des orifices naturels, et plus particulièrement aux lèvres et à la marge de l'anus. Dans cette dernière région, l'eczéma fendillé détermine des démangeaisons atroces et des douleurs assez vives au moment des garderobes. Il se présente là sous la forme de gerçures qu'il faut bien se garder de confondre avec la fissure chirurgicale, distinction très-importante au point de vue thérapeutique.

L'eczéma fendillé a une marche essentiellement chronique. Lorsqu'il arrive comme complication, vers le déclin de l'eczéma ordinaire, il prolonge celui-ci d'une manière indéfinie par ses récidives incessantes ; l'épiderme a repris, en apparence, son aspect normal, et l'on croit que la maladie touche à sa terminaison, lorsque celle-ci se trouve tout à coup ajournée à une époque indéterminée, par une poussée d'eczéma fendillé survenue sans cause connue, quelquefois à la suite d'un écart de régime. Plus tard, enfin, les fentes deviennent moins profondes et moins larges, l'épiderme reprend peu à peu son aspect ordinaire, la rougeur disparaît, la guérison est obtenue.

Cette forme d'eczéma est tellement bien caractérisée par ses gerçures, qu'il est impossible de le confondre avec une autre affection; elle se rapproche un peu du lichen; mais, dans cette dernière maladie, il y a un épaississement et une rudesse de la peau qu'on ne rencontre pas dans l'affection qui nous occupe. A part sa durée, qui est souvent très-longue, l'eczéma fendillé n'est généralement pas grave.

Eczema impetigo.

Pour les trois formes d'eczéma que nous venons de décrire : eczema simplex, eczema rubrum et eczéma fendillé, nous avons trouvé une unanimité parfaite chez tous les médecins : tous reconnaissent la nature eczémateuse de ces éruptions et les considèrent comme autant de variétés du même type. Il n'en est plus de même, quand il s'agit de l'impétigo. La plupart des auteurs, en effet, l'ont décrit comme une maladie à part, et même à raison de l'existence de l'élément pustuleux, quelques-uns, appartenant à l'école anatomique, ont placé l'impétigo dans une autre classe que l'eczéma, parmi les maladies pustuleuses.

Nous croyons cette distinction tout à fait contraire à une bonne philosophie, et, pour nous, l'eczéma et l'impétigo ne sont que deux formes différentes de la même maladie. En effet, à part quelques apparences purement extérieures et tout à fait secondaires, ces deux affections présentent, à toutes les phases de leur évolution, la ressemblance la plus frappante, ainsi qu'on peut s'en convaincre par la description suivante :

L'impétigo, eczéma pustuleux, débute ordinairement par des petites pustules, quelquefois discrètes, isolées, et alors régulièrement arrondies, le plus souvent confluentes et agglomérées dans des espaces plus ou moins étendus, et, en conséquence, à contours irréguliers. Ces pustules se comportent comme celles de l'eczéma ; elles ont, comme elles, une durée éphémère (vingt-quatre ou quarante-huit heures au plus) ; alors elles se rompent, et, à leur place, on voit des ulcérations arrondies qui sécrètent un liquide plus épais et plus plastique que celui de l'eczéma ordinaire. Ce liquide se concrète immédiatement en croûtes épaisses, inégales, rocheuses, mamelonnées et semblables à de petites masses de miel, d'où le nom de mélitagre (*melitagra flavescens*) donné par Alibert à cette maladie. Quelquefois les croûtes ont une coloration brune, qui tient à la présence d'une certaine quantité de sang mélangé avec le produit de la sécrétion. Leur épaisseur peut être augmentée et devenir considérable, par la concrétion de nouvelle sérosité, dont la sécrétion peut être longtemps prolongée. Quand elles viennent à tomber, par l'action des bains ou des cataplasmes, on trouve, surtout lorsque la maladie n'est encore qu'au début de sa seconde période, une surface rouge, ponctuée et parsemée de petites exulcérations semblables à celles que nous avons décrites plus haut. L'évolution ultérieure de ces différents produits morbides ne diffère en rien de celle des sécrétions eczémateuses ordinaires : au bout d'un temps variable, le suintement liquide diminue, et aux croûtes succèdent des squames de plus en plus minces, à mesure que la maladie approche de sa guérison et qui deviennent blanches et furfuracées comme celles du pityriasis. Ces furfures cessent elles-mêmes de se produire, et les surfaces rouges qu'elles recouvraient prennent une teinte violacée qui disparaît graduellement. La peau revient alors à son aspect normal et la maladie guérit, sans laisser aucune cicatrice.

Pour achever le tableau de cette éruption, nous devons mentionner encore, comme phénomènes locaux, des démangeaisons et une sensation de cuisson et de chaleur. Toutefois ces accidents sont généralement moins intenses que dans les autres variétés d'eczéma. Cette différence tient vraisemblablement à ce que l'eczéma impétigineux est plus spécialement le tribut des tempéraments lymphatiques et scrofuleux. Or, nous avons déjà fait remarquer que les sujets de cette catégorie ont le système nerveux moins développé et par conséquent l'excitabilité générale moins vive et la sensibilité cutanée plus obtuse que ceux à tempérament nerveux et bilieux, et qui présentent d'autres formes d'eczéma ou de dartre. La particularité que nous venons de signaler dépend donc plutôt du sujet lui-même que de la nature de la maladie.

Ordinairement les poussées aiguës de cette éruption s'accompagnent de certains phénomènes généraux : malaise, courbature, fièvre, soif vive, inappétence ; mais ces accidents ne sont jamais de longue durée.

La marche de l'impétigo est quelquefois plus rapide que celle de l'eczéma : l'éruption peut disparaître au bout de quinze jours ou trois semaines ; d'autres fois, il revêt la forme chronique et s'éternise, en quelque sorte, par une série de poussées nouvelles, soit sur la région déjà malade, soit sur d'autres points du corps. Nous devons encore noter qu'après la chute des premières croûtes, il n'est pas rare de voir la maladie perdre ses caractères impétigineux, pour prendre l'aspect et la physionomie de l'eczéma ordinaire, et des éruptions vésiculeuses succéder à une éruption pustuleuse.

Le diagnostic de l'impétigo est généralement très-facile : cette maladie se distingue des autres affections pustuleuses, et en particulier de l'ecthyma, par la petitesse et l'agglomération des pustules, par l'épaisseur et la couleur jaune ou brune des croûtes. L'absence d'ulcérations profondes et de cicatrices sépare cette maladie des affections pustuleuses syphilitiques et scrofuleuses.

Relativement au pronostic, nous ne pourrions que répéter ce que nous avons dit en parlant de l'eczéma en général.

Ainsi, vous le voyez, d'après cette description, l'eczéma et l'impétigo présentent, à part la forme anatomique de l'éruption elle-même qui est pustuleuse dans celui-ci au lieu d'être vésiculeuse, le même début, les mêmes symptômes, la même marche et le même mode de terminaison. Ajoutez que ces deux affections se développent sous l'influence des mêmes causes, et qu'elles réclament le même traitement, et vous pourrez logiquement conclure qu'elle sont tout à fait identiques. Il n'y a qu'une différence d'intensité dans le degré de l'inflammation, qui est plus grande dans l'impétigo que dans l'eczéma ordinaire ; or cette inflammation plus intense détermine des pustules au lieu de vésicules. Remarquons encore que l'eczéma et l'impétigo succèdent souvent l'un à l'autre ou existent simultanément, et qu'il est quelquefois extrêmement difficile de dire où finit le premier et où commence le second. Cette ressemblance entre ces deux maladies est tellement vraie, que l'école anglaise et ses représentants ont été obligés, pour marquer la transition du type à la variété, de créer, en quelque sorte, une forme intermédiaire, à laquelle ils ont donné le nom d'eczéma impétigineux, parce qu'ils trouvent là réunis les deux éléments qui, dans leur système, caractérisent ces deux éruptions : la vésicule et la pustule. Pour nous, nous croyons bien plus rationnel et bien plus conforme à une saine et rigoureuse interprétation des faits, de ne pas s'arrêter à ces distinctions illusoires et purement accidentelles, et de ne considérer ces deux éruptions que comme de simples variétés de la même maladie. Nous ne méconnaissons nullement l'importance du diagnostic anatomique ; mais nous ne saurions lui accorder que la valeur secondaire qu'il mérite. Dans le diagnostic de toute maladie nous avons deux choses distinctes à considérer : d'abord reconnaître la maladie elle-même et ensuite préciser la forme spéciale que peuvent leur imprimer le siége de l'affection, certaines circonstances étiologiques, le tempérament du sujet, etc. C'est une loi de pathologie générale qui s'impose aux dermatoses comme aux maladies viscérales, et dont on ne saurait nier les conséquences pratiques. Toutefois le médecin doit bien se garder d'intervertir l'ordre de prédominance de ces deux points de doctrine, et ne pas oublier que la chose essentielle et capitale est de savoir à quelle maladie il a affaire; c'est en effet sur cette seule connaissance que reposent ordinairement le pronostic et le traitement. La notion de variété et de forme ne doit venir qu'en seconde ligne, car le plus souvent elle n'est que spéculative, et les modifications qu'elle apporte quelquefois au traitement n'ont qu'une importance secondaire, sinon insignifiante.

Variétés d'eczéma suivant la configuration.

Les variétés suivant la forme extérieure sont assurément les moins nombreuses et les moins importantes; elles ne diffèrent de l'éruption normale que par la configuration extérieure des plaques et par l'étendue de leurs contours. En dehors de cette particularité, elles présentent les mêmes caractères que l'eczéma ordinaire. Nous ne ferons donc que les signaler.

Les principales variétés qui appartiennent à ce groupe sont : 1° l'eczema *figuratum* (impetigo figurata des auteurs). Cette variété est caractérisée par des plaques bien limitées, bien accusées, disposées ordinairement d'une manière symétrique et affectant tantôt la forme d'eczéma ordinaire, plus souvent la forme d'impétigo.

2° L'eczéma *nummulaire*. Cette seconde variété bien décrite par M. Devergie se présente également sous forme de plaques parfaitement limitées, nettement arrondies et ressemblant assez bien à une pièce de monnaie ; ces plaques sont au nombre de sept, huit, dix. La seule remarque pratique que nous ayons à faire, c'est que l'eczéma qui revêt une de ces deux formes est plus difficile à guérir que l'éruption qui est sans limite bien tranchée.

3° Par opposition aux deux variétés précédentes, nous signalerons l'*impetigo sparsa* et l'*eczema diffusum*, qui sont les deux formes les plus fréquentes de l'éruption eczémateuse. Elles sont caractérisées par la dissémination irrégulière, sur différentes parties du corps, de plaques plus ou moins larges et ne présentant aucune limite précise. Nous trouvons ici du reste la confirmation d'un des caractères que nous avons reconnus aux maladies dartreuses : leur tendance à envahir de larges surfaces et à se généraliser, tout en respectant cependant les autres parties du corps qui semblent jouir d'une certaine immunité contre l'éruption eczémateuse.

Variétés suivant le siége.

Il existe une loi de pathologie générale dont nous devons d'autant moins méconnaître l'importance qu'elle ne présente presque pas d'exception, et que l'eczéma la subit peut-être d'une manière plus rigoureuse que les autres lésions externes : c'est que le seul fait de la localisation d'une maladie dans telle ou telle région du corps lui imprime un cachet tout spécial et un aspect tout particulier qui en dissimule plus ou moins la physionomie habituelle. Le plus souvent, il est vrai, cette modification est légère et insignifiante ; mais d'autres fois elle acquiert de telles proportions que, si l'on ne s'arrête qu'à un examen superficiel des symptômes accessoires, en négligeant la recherche des caractères fondamentaux toujours existants, mais qu'un praticien habile pourra seul, en pareille circonstance, saisir sous le masque trompeur des apparences extérieures, il peut y avoir pour le médecin peu expérimenté ou peu attentif de l'incertitude et de l'hésitation. Il est donc bien important d'avoir une notion exacte et détaillée des moindres particularités que peuvent présenter ces cas obscures et difficiles, et souvent cet élément lui-même est insuffisant à poser le diagnostic d'une manière définitive, et il faut y joindre la connaissance exacte des antécédents. Nous croyons superflu de rappeler la longue liste des variétés que certains auteurs, en se plaçant au même point de vue que nous, ont multipliées outre mesure, sans cause légitime et sans nécessité pratique. Nous nous bornerons à exposer les plus importantes et les plus connues qui sont :

1° Eczema pilare.
2° Impétigo de la barbe.
3° Eczéma de la face.
4° Eczéma des oreilles.
5° Eczéma des seins.
6° Eczéma de l'ombilic.
7° Eczéma des parties génitales.
8° Eczéma des membres inférieurs.
9° Eczéma des mains et des pieds.

1° Eczema pilare.

Cette variété a pour siége les parties recouvertes de poils, et plus spécialement le cuir chevelu, et apparaît, soit primitivement, soit consécutivement, par suite de l'extension graduelle de la maladie développée antérieurement sur les parties voisines. Du reste, quoi qu'il en soit de son mode d'apparition et de son point de départ, un des principaux caractères de cette variété d'eczéma est une ténacité exceptionnelle due sans doute à la présence des poils. La maladie se présente avec ses caractères habituels de rougeur, de sécrétion et de desquamation, mais après la rupture des vésicules et des vésico-pustules, le liquide gluant et plastique qui suinte de toutes les petites ulcérations se concrète pour former des croûtes molles et épaisses, et en même temps il imprègne tous les poils ou les cheveux de la région et les agglutine les uns aux autres. De cette espèce de feutrage visqueux s'exhale une odeur nauséabonde caractéristique, conséquence inévitable de la putréfaction des produits sécrétés et de la permanence des croûtes.

Aux aisselles, l'eczema pilare s'accompagne fréquemment de petits abcès qui se succèdent et se perpétuent d'une manière désespérante.

Cette variété affecte deux formes principales que nous avons isolées et décrites séparément dans les éditions précédentes, et qui sont l'*eczéma diffus* et l'*impetigo granulata.*

a. L'eczema *diffusum* du cuir chevelu débute par une démangeaison très-vive de la partie affectée, avec une sensation de douleur et de chaleur plus ou moins intense, et, presque en même temps, éruption de vésicules et de vésico-pustules agglomérées dans une étendue assez considérable. Au bout de quelques jours et souvent de quelques heures, ces vésicules et ces vésico-pustules se rompent spontanément ou sont lacérées par le grattage, et des petites ulcérations qu'elles recouvraient s'exhale un liquide abondant, visqueux, qui agglutine tellement les cheveux que l'usage du peigne devient extrêmement douloureux et bientôt impossible. Cette sécrétion morbide se durcit rapidement en croûtes épaisses qui forment, avec les cheveux enchevêtrés dans leur masse, une espèce de casque ou de calotte qui recouvre toute la tête et donne lieu à cette odeur fétide et nauséabonde dont nous avons déjà parlé.

Lorsque les cataplasmes et les lotions ont fait tomber ces croûtes, on trouve au-dessous le cuir chevelu rouge et sécrétant un nouveau liquide qui se transforme immédiatement, comme le premier, en concrétions nouvelles jusqu'à ce que, sous l'influence d'un traitement bien dirigé, celles-ci soient remplacées à leur tour par une desquamation qui peut elle-même se renouveler plusieurs fois et persister longtemps, des semaines ou même des mois, avant la guérison complète. Du reste ce passage des croûtes à la desquamation n'a pas lieu d'une manière brusque et sans transition : les croûtes s'amincissent graduellement et chaque nouvelle génération de ces produits morbide est moins épaisse que la précédente; en même temps leur couleur se modifie et se rapproche davantage de la teinte grise, jusqu'à ce qu'enfin on ne trouve plus sur les parties affectées que les simples lamelles épidermiques, furfuracées du pityriasis. Le pityriasis capitis, en effet, n'est très-souvent que la conséquence d'un eczéma arrivé à sa phase ultime et qui peut se prolonger sous cette forme un temps indéterminé, de manière à faire oublier les antécédents et le début de l'affection primitive et à faire méconnaître sa véritable nature. Nous ne voulons pas nier cependant l'existence du *pityriasis capitis* comme entité morbide;

mais d'abord c'est une affection rare, et, quand elle existe, on ne l'observe que chez les sujets d'un tempérament dartreux, prédisposé aux affections herpétiques et qui ont déjà offert des éruptions de cette nature.

Ordinairement les cheveux tombent et leur chute se fait d'une manière uniforme et régulière ; mais plus tard, après la disparition du mal, ils repoussent avec tous leurs caractères normaux chez les enfants et quelquefois plus clairsemés chez l'adulte.

Dans cette variété d'eczéma on observe fréquemment une complication que nous avons déjà signalée dans nos généralités : la participation du tissu cellulaire sous-cutané à l'inflammation du derme. Le cuir chevelu s'œdématie, se gonfle et conserve quelque temps l'empreinte du doigt qui le déprime. La persistance de cette particularité, tous les autres symptômes fussent-ils modifiés de la manière la plus favorable et la plus rassurante, est une preuve que la maladie n'est pas guérie, et doit être un avertissement pour le médecin de se tenir sur ses gardes. L'inflammation consécutive que nous venons de signaler ne se termine pas toujours par résolution ; il se forme parfois de petits abcès sous-cutanés ; on voit alors les ganglions cervicaux qui reçoivent les lymphatiques de la région se tuméfier et même suppurer, sans qu'il y ait lieu pour cela de soupçonner une prédisposition scrofuleuse.

b. A côté de l'*eczéma diffusum* du cuir chevelu nous avons l'impétigo caractérisé non plus par une éruption d'une seule pièce sur toute la région, mais par le développement de petites pustules disséminées et séparées les unes des autres par des intervalles de peau saine, de plus l'éruption est toujours pustuleuse. Cette seconde forme d'eczema *capitis* constitue ce qu'on appelle l'*impetigo granulata*. Elle est presque toujours due à la malpropreté et à la présence de poux dans les cheveux. Quand les pustules se rompent, elles laissent écouler un liquide séro-purulent éminemment plastique, qui se concrète immédiatement et reste attaché aux cheveux sous forme de granulations verdâtres ou jaunes, désignées vulgairement sous le nom de *gallons*. Les cheveux dans cette affection ont un aspect lanugineux et prennent une teinte grisâtre particulière; mais ces altérations momentanées disparaissent avec la maladie qui leur a donné naissance et la chevelure reprend ses caractères normaux. Nous devons enfin noter l'engorgement des ganglions cervicaux, phénomène constant, mais qui, comme le précédent, laisse rarement quelque vestige après la guérison.

Cette maladie est peu grave et cède souvent d'une manière spontanée aux seuls soins de propreté. Du reste la présence constante d'insectes parasites dans les cheveux, la facilité de la guérison sous l'influence des précautions purement hygiéniques et le succès rapide des parasiticides dans le traitement de cette affection nous portent à la considérer comme une maladie parasitaire et accidentelle, plutôt que comme une forme particulière d'eczéma.

2° Impétigo de la barbe.

L'*impétigo de la barbe* siége ordinairement sur la lèvre supérieure, au-dessous de la cloison nasale ; on l'observe quelquefois aussi sur la lèvre inférieure mais la première est toujours son lieu de prédilection. Il est caractérisé par des vésico-pustules qui se développent dans la barbe et autour des poils et suivent toute leur évolution, comme dans les autres régions, c'est-à-dire qu'elles se rompent, après une courte existence, et sont remplacées par des croûtes jaunâtres ou verdâtres, qui prennent dans leur masse et agglutinent les uns aux autres tous les poils de la barbe. Ces concrétions se détachent, au bout d'un certain temps, laissant après leur chute une surface ulcérée et un liquide séro-purulent qui s'écoule des érosions et se transforme immédiatement en nouvelles croûtes. La guérison n'arrive souvent qu'après des alternatives longtemps prolongées des ces produits morbides différents par leur consistance mais identiques par leur nature.

M. Devergie a donné à cette affection le nom de sycosis impétigineux. Or, cette éruption manque précisément de deux caractères essentiels et fondamentaux du sycosis, savoir : l'inflammation du tissu cellulaire sous-cutané, et la chute ou la faible adhérence des poils de la barbe. Cependant, pour beaucoup de médecins, la question ne serait point résolue d'une manière définitive ; tout au moins faudrait-il admettre que, même en l'absence des caractères quc nous avons signalés et des signes spécifiques fournis par l'examen microscopique, l'impétigo sycosiforme et l'impétigo acniforme que nous n'avons pas encore décrit seraient les derniers vestiges d'un véritable sycosis antérieur et qu'alors le bulbe pileux, quoique dépourvu de trichophyton, jouerait le rôle de corps étranger et serait en conséquence la seule cause de la permanence de l'inflammation. Du reste il présente toujours quelque altération : il est irrégulier, inégal, le poil lui-même est aminci, un peu déchiqueté et offre des alternatives de renflement et d'étranglement.

L'impétigo acniforme peut être considéré comme une sous-variété de la forme précédente ; il est caractérisé par le développement dans la barbe d'une multitude de petites pustules isolées et arrondies, d'une durée éphémère, sans base indurée et du volume d'un grain de mil. On en voit huit, dix, douze apparaître en même temps, dans la partie inférieure du visage plus fréquemment qu'à la partie supérieure ; mais toujours discrètes et isolées. Elles durent de trois à cinq jours puis elles se rompent et sont remplacées par des croûtes. Il peut y avoir ainsi une succession de vésico-pustules et de croûtes qui prolongent la maladie des mois et des années. Une particularité de cette maladie qu'il importe de noter c'est que les croûtes ne sont point remplacées par d'autres qui résulteraient de la concrétion d'un liquide plastique sécrété toujours par les mêmes ulcérations ; mais, après leur chute ou simultanément, une nouvelle éruption vésico-pustuleuse se fait et c'est la continuité de ces éruptions qui éternise la maladie plutôt que la permanence d'une sécrétion séro-purulente. Chaque vésico-pustule, en disparaissant, laisse une macule violacée qui se résorbe promptement et ne présente aucune trace de la lésion primitive, jusqu'à ce qu'une nouvelle éruption vésico-pustuleuse vienne attester la ténacité de la maladie. Rien, en effet, n'est plus difficile à guérir que cette affection : on l'a vue souvent résister à tous les moyens locaux et généraux.

Ce que nous avons dit de l'impétigo de la barbe nous le répéterons de l'impétigo acniforme et les doutes que nous avons émis sur la nature dartreuse de la première de ces affections ont encore plus de fondement, quand il s'agit de l'origine de la seconde. Les antécédents, la forme, le siége, la longue durée de l'éruption, tout nous porte à ranger cette affection plutôt dans la classe des maladies parasitaires que parmi les dartres. Cependant la question n'est encore qu'à l'état de supposition et non de certitude et elle attend sa solution définitive d'une étude plus suivie et d'une observation plus rigoureuse et plus étendue. Nous croyons donc, tout en faisant nos réserves, devoir conserver à ces deux affections leur ancienne place dans la catégorie des dartres.

Avant d'en finir avec ces éruptions de nature équivoque, nous ferons une remarque, qui est sans doute une anticipation sur le chapitre du traitement, mais qui trouvera d'autant mieux sa place ici qu'elle ressort plus naturellement des doutes que nous venons d'émettre : la thérapeutique la plus convenable et la plus rationnelle de ces deux affections est l'épilation combinée avec le traitement ordinaire de l'impétigo, sans le secours des parasiticides.

3° Eczéma de la face.

L'eczéma de la face ne présente aucune particularité à l'état chronique, mais à l'état aigu et surtout sous la forme d'eczema rubrum, que nous avons déjà décrit et qui est la forme que cette maladie revêt plus spécialement dans cette région, elle est caractérisée par un gonflement énorme dû à la laxité du tissu cellulaire, par sa marche symétrique et enfin par sa tendance extrême à envahir les parties voisines et sa grande facilité à gagner les orifices naturels qui se trouvent dans cette région ou dans le voisinage, tels que les oreilles, la bouche, le nez, les yeux. Il en résulte des stomatites, des otites, des ophthalmies, des coryzas de nature eczémateuse, souvent tenaces et dont il importe de connaître l'origine dartreuse, si l'on veut éviter des erreurs de diagnostic et des déviations thérapeutiques toujours fâcheuses.

Cette variété d'eczéma est remarquable par sa ténacité et sa résistance aux moyens thérapeutiques et par la fréquence de ses récidives qui sont presque fatales.

Lorsque l'eczéma siége sur le bord muqueux des lèvres, il affecte souvent la forme fendillée et s'accompagne de squames abondantes qui se renouvellent plusieurs fois avant que la maladie disparaisse. Au chapitre de l'eczéma rubrum nous avons parlé des signes distinctifs et presque constants qui servent à trancher le diagnostic de cette variété avec l'érysipèle de la face, il est inutile d'y revenir. Nous ajouterons seulement qu'au point de vue du pronostic on ne saurait mettre trop de soin à faire une distinction entre ces deux maladies dont l'une, l'eczéma, est toujours bénigne et l'autre est toujours grave et parfois mortelle.

4° Eczéma des oreilles.

Après l'eczéma de la face nous devons placer nécessairement l'eczéma des oreilles qui souvent l'accompagne ou lui succède.

Lorsque l'éruption eczémateuse occupe le pavillon de l'oreille celui-ci se tord, se gonfle comme dans l'érysipèle, se déforme et s'écarte plus ou moins de la tête.

Tous les points de cette région peuvent être le siége primitif de la maladie et le point de départ d'où elle rayonne sur les autres parties; mais le plus souvent elle débute par la face externe de la conque et du pavillon où elle présente, comme dans les autres régions, un mélange de pustules et de croûtes grises ou jaunâtres. Bientôt elle gagne la face et la tête, plus souvent encore et quelquefois simlutanément elle contourne le pavillon de l'oreille, envahit sa face interne et pénètre dans les anfractuosités de cette région et dans le conduit auditif lui-même; la membrane du tympan participe à son tour à l'inflammation et se tuméfie. Une des conséquences inévitables du gonflement de cette membrane est une surdité qui peut n'être que passagère, comme l'affection elle-même, mais qui peut se prolonger et devenir permanente, lorsque la maladie revêt la forme chronique. La sécheresse et l'épaississement de la muqueuse, la présence dans le conduit auditif de croûtes et de produits morbides divers, mélangés au cérumen et aux poils détachés par l'ulcération de la peau, expliquent suffisamment cet accident regrettable, qu'il faut toutefois tenter d'atténuer par des injections et des applications émollientes.

Lorsque l'éruption occupe tout le pavillon de l'oreille celui-ci est tuméfié, tendu et déformé et il s'écarte plus ou moins de la tête comme dans l'érysipèle. Si l'éruption est restreinte à la face externe du pavillon et à la partie voisine de la tête, il faut quelquefois avec les doigts porter légèrement en avant le pavillon de l'oreille pour la constater. Alors vous trouvez fréquemment le point d'insertion de la conque à la tête dépourvue de croûtes et dans la rainure une surface ulcérée, rouge, humide et limitée de chaque côté par des lamelles épidermiques, minces, irrégulières et déchiquetées.

5° Eczéma des seins.

L'eczéma des seins est presque exclusif aux femmes ; il se développe autour du mamelon, sur l'auréole et sur le mamelon lui-même. Il peut se présenter sous la forme d'eczéma ou d'impétigo, suivant le degré d'inflammation. Il affecte ordinairement une disposition arrondie, en suivant la forme des parties sur lesquelles il s'est développé. Un caractère spécial de l'eczéma du sein, c'est l'extension assez fréquente de l'inflammation au tissu cellulaire sous-cutané et la formation d'abcès.

Lorsque l'eczéma est limité au sein, il n'est guère observé que dans une des trois conditions suivantes : la grossesse, la lactation ou la gale. En dehors des deux premières conditions il peut être considéré comme un excellent signe diagnostique de cette dernière maladie chez la femme.

Cette variété coïncide souvent avec des éruptions de même nature sur d'autres parties du corps.

6° Eczéma de l'ombilic.

Nous ne nous arrêterons pas longtemps à cette forme peu importante. Elle présente une grande analogie avec l'eczéma des muqueuses, en raison de la ressemblance de la peau mince et délicate de cette région avec les muqueuses qui tapissent les orifices naturels. L'eczéma de l'ombilic est généralement très-tenace, soit à cause de la difficulté de maintenir des topiques appliqués sur cette région, soit à cause de la forme particulière et de la position de l'ombilic, qui se trouve par cela même exposé à des frottements réitérés et presque continuels; souvent il coïncide avec l'eczéma du ventre.

Il sera toujours facile, sans tenir compte des autres phénomènes, de distinguer cette variété d'eczéma de la plaque muqueuse syphilitique, qui se reconnaîtra à son aspect plus saillant et plus fongueux et à sa teinte légèrement grisâtre. D'ailleurs s'il y avait quelque doute, le traitement trancherait la question.

7° Eczéma des parties génitales.

L'eczéma des parties génitales siége à la verge et aux bourses, chez l'homme, à la vulve chez la femme. Souvent il occupe en même temps la partie inférieure du ventre et les parties voisines de l'anus. Il présente deux ordres de caractères ; les uns communs à l'homme et à la femme, et les autres propres à chacun des deux sexes.

Chez l'homme, cette variété d'eczéma se traduit, comme dans les autres régions, par une éruption vésiculeuse, par un suintement caractéristique, et par des squames ; mais, lorsque l'eczéma occupe la verge et surtout le prépuce, le tissu cellulaire lâche de cette région rend le gonflement plus facile et plus fréquent, et permet aux parties d'acquérir des proportions considérables. Il en résulte une déformation de l'organe viril par suite de l'exagération des saillies et des dépressions naturelles. En outre, comme nous l'avons déjà remarqué sur d'autres parties du corps munies d'orifices naturels et présentant une transition entre l'enveloppe cutanée et le tissu muqueux, celui-ci par l'extension de la maladie se trouve bientôt envahi et l'on voit apparaître sur la face interne du prépuce et sur le gland des vésicules et souvent des vésico-pustules qui donnent lieu à une secrétion séro-purulente, capable d'en imposer au premier abord pour une inflammation spécifique. Une dernière particularité que nous devons noter, et qui est une autre conséquence des dispositions anatomiques que nous venons de signaler, est l'aspect extérieur des ulcérations qui succèdent à la rupture des pustules et des vésico-pustules. Ces petites solutions de continuité ont une profondeur apparente et des bords taillés à pic qui peuvent simuler le chancre. La méprise est d'autant plus facile et présente d'autant plus de vraisemblance que cette maladie survient presque toujours à la suite d'excès de coït avec une femme nouvelle et dont les sécrétions vaginales sont insolites pour l'organe mâle. Toutefois l'erreur ne peut être que momentanée, bientôt le fond de l'ulcération, par suite de l'affaissement de ses bords, se trouve de niveau avec les autres parties saines, et la cicatrisation, qui ne tarde pas à se faire, ne laisse plus aucune trace de la maladie. Cependant, quelque transitoires que soient ces différents phénomènes et quelque rapide que soit leur évolution, le médecin peut être mis en demeure de poser un diagnostic immédiat et précis. Les caractères qui permettront alors de distinguer les ulcérations eczémateuses sont leur multiplicité, l'apparition rapide de vésicules ou de vésico-pustules qui se sont développées le lendemain ou le surlendemain d'un rapprochement sexuel avec une femme étrangère, et surtout la coïncidence presque constante d'une éruption eczémateuse dans le voisinage ou dans d'autres parties du corps, et enfin la disparition rapide de ces petites érosions sans cicatrice proprement dite. L'eczéma localisé au gland et au prépuce a été appelé *herpès præputialis*, dénomination fausse, puisque cette affection n'est autre chose qu'une variété d'eczéma, se développant chez des sujets présentant, soit dans leurs antécédents, soit dans leur état actuel, les caractères irrécusables de la diathèse dartreuse.

L'eczéma des bourses offre, comme particularité, une sécrétion abondante et la production de squames larges, minces, lamelleuses et feuilletées. Dans cette région, l'eczéma est très-tenace et peut se perpétuer longtemps par des éruptions successives.

Chez la femme, la variété d'eczéma qui nous occupe diffère un peu de la description que nous venons de faire. L'éruption se développe d'abord sur les grandes lèvres et bientôt elle gagne les petites lèvres et pénètre dans le vagin et dans l'urèthre où elle détermine des démangeaisons excessives et souvent intolérables qui peuvent conduire les malades à des habitudes vicieuses. L'extension de la maladie dans ces cavités naturelles donne lieu à des vaginites et à des uréthrites dartreuses qui simulent la vaginite et l'uréthrite blennorrhagiques, au point qu'on est souvent obligé d'invoquer l'existence antérieure ou actuelle d'autres poussées eczémateuses pour établir le diagnostic. Cependant dans l'inflammation dartreuse la sécrétion morbide est plus abondante et plus séreuse ; de plus ce liquide, comme celui de l'eczéma cutané, est plastique et empèse les linges. Aucun de ces caractères ne se rencontre dans l'écoulement blennorrhagique, leur existence est donc déjà une grande présomption en faveur de l'origine dartreuse de la maladie. Au spéculum, on constate une rougeur plus ou moins vive, un gonflement très-marqué de la muqueuse vaginale et une exagération des plis de cette membrane.

Chez l'homme, comme chez la femme, l'eczéma des parties génitales reste bien rarement circonscrit dans les limites que nous avons supposées ; ordinairement il s'étend aux parties voisines (périnée, anus, interstices des fesses) où la maladie se montre avec les mêmes caractères que nous venons de décrire. Mais, lorsque l'éruption a gagné le pourtour de l'anus, non-seulement elle donne lieu à des gerçures qui peuvent simuler au premier abord la fissure chirurgicale, mais elle s'accompagne en outre d'un prurit intolérable et provoque en conséquence chez les malades un besoin continuel et presque irrésistible de se gratter. C'est surtout dans ces cas qu'on voit survenir, chez les enfants, ces habitudes vicieuses dont nous avons déjà parlé et qu'il est d'autant plus difficile de combattre que le grattage est toujours l'occasion de certaines sensations agréables.

8° Eczéma des membres inférieurs.

Dans l'eczéma des membres inférieurs, l'éruption elle-même ne présente rien de spécial, ce n'est qu'à ses complications que sont dues les particularités qui méritent de fixer notre attention. Chez presque tous les sujets variqueux, on voit se former, sous l'influence des causes les plus différentes, des ulcères qui s'étendent et envahissent rapidement une surface considérable du membre, en dépit de la thérapeutique la plus intelligente. Ces plaies souvent incurables entretiennent une irritation permanente et donnent lieu, chez les sujets doués tant soit peu de l'aptitude herpétique, à des manifestations eczémateuses d'autant plus rebelles à toute médication que la cause elle-même est plus tenace. D'autres fois, au contraire, au lieu d'être la conséquence de l'ulcère, l'éruption eczémateuse a été primitive et s'est développée d'emblée sur un membre variqueux, et alors l'ulcère a succédé aux érosions eczémateuses qui se sont d'abord confondues par leurs bords en se modifiant peu à peu, et ont fini par revêtir les caractères d'une véritable plaie ulcéreuse de la peau.

Mais, quoi qu'il en soit de l'origine et du mode de développement de cette variété d'eczéma, sa guérison est toujours d'une extrême difficulté, et, lorsqu'on arrive à cet heureux résultat, cette maladie laisse, après sa disparition, une cicatrice noirâtre ou brune due à une sécrétion pigmentaire exagérée dans les points qui ont été à la fois le siége de l'ulcère et de l'éruption eczémateuse. Cette coloration morbide de la peau ne dépend donc nullement de l'eczéma proprement dit, et n'est que la conséquence de l'ulcère.

9° Eczéma des pieds et des mains.

L'*eczema manuale* se présente avec des conditions tellement spéciales que, si l'on n'était pas prévenu de la nature eczémateuse de l'affection, on ne la reconnaîtrait pas. Beaucoup d'auteurs modernes et nous-même l'avons décrit à tort pendant quelque temps, sous le nom d'*herpès*, affection avec laquelle il offre au premier abord une grande ressemblance. Cette variété d'eczéma affecte deux formes différentes, la forme chronique et la forme aiguë.

a. *Forme chronique.* — Dans cette forme, la maladie a tous les caractères de l'eczéma ordinaire : sur les doigts, dans les espaces interdigitaux et sur le reste de la main on constate de la rougeur, du suintement, de la desquamation, etc. Nous devons noter en outre une augmentation des rides de la peau, des gerçures, des fissures et de petites papules qui simulent le *lichen agrius*, c'est cet ensemble de lésions d'apparences diverses, mais d'origine identique qu'on appelle communément *gale des épiciers*. On l'observe fréquemment chez les individus qui manient des substances âcres : les ouvriers en produits chimiques, les teinturiers, les épiciers, les confiseurs, les cuisiniers, etc. N'oubliez pas cependant que le contact des substances irritantes ne saurait constituer à lui seul toute l'étiologie de la maladie. Il ne joue, comme nous l'avons déjà fait remarquer, que le rôle de cause secondaire provocatrice, et en dehors d'une prédisposition native et d'un état général spécial, que nous avons appelé constitution dartreuse, il serait tout aussi impuissant à déterminer une éruption eczémateuse, chez les sujets qui nous occupent, que chez beaucoup d'autres qui sont exposés aux mêmes causes et aux mêmes influences, sans éprouver le même effet morbide.

L'eczéma chronique des mains revêt quelquefois un autre aspect ; il est alors caractérisé par une légère desquamation épidermique qui se prolonge plus ou moins longtemps, et qui est surtout manifeste sur la face palmaire des doigts. De temps en temps on voit apparaître sur la main quelques vésicules qui viennent accuser en quelque sorte la nature eczémateuse de l'affection.

b. *Forme aiguë.* — La seconde forme de l'*eczema manuale* est la forme aiguë, c'est la lésion que la majorité des médecins ont décrite sous le nom de pemphigus des mains. Elle présente des caractères plus spéciaux et plus tranchés que la forme précédente. Elle débute d'abord par l'apparition, sur une main ou sur les deux à la fois, d'une rougeur plus ou moins intense et plus ou moins étendue, et bientôt suivie d'une éruption vésiculeuse. Ces vésicules du volume d'un grain de millet ne peuvent souvent être aperçues qu'à contre-jour, tantôt elles sont confluentes et tantôt disposées par groupes laissant entre eux des intervalles de peau saine. Il y a ordinairement, surtout lorsque les vésicules sont volumineuses, extension de l'inflammation au tissu cellulaire sous-cutané, et, par conséquent, du gonflement, qui va en augmentant, jusqu'à la période d'état de la maladie, et en même temps une sensation de tension et de chaleur très-vive. Les démangeaisons sont généralement très-intenses, et quelquefois intolérables le matin et le soir. Très-souvent la maladie ne dépasse pas cette première période et alors, de deux choses l'une, ou bien les vésicules se rompent soit par le grattage, soit spontanément, par suite de leur trop grande tension par le liquide morbide; il en résulte de petites ulcérations superficielles qui se couvrent de croûtes minces non renouvelées et se guérissent rapidement; ou bien, et c'est le cas le plus ordinaire, les vésicules persistent, sans se rompre, vraisemblablement à cause de la grande épaisseur de l'épiderme dans cette région; au bout de quelques jours elles s'affaissent, par suite de la résorption de la sérosité, et l'épiderme se réapplique sur le derme; mais cette couche épidermique ne tarde pas à se détacher, et, après sa chute, vous trouvez un épiderme de nouvelle génération, entièrement formé et présentant, pendant quelques jours seulement, une teinte légèrement violacée. Très-souvent, lorsque les vésicules sont rapprochées, les cloisons qui les séparent sont détruites, et plusieurs d'entre elles se réunissent pour former de véritables bulles du volume d'une noisette, d'un œuf et même plus, et qui se comportent exactement de la même manière que les vésicules et s'accompagnent, comme elles, de démangeaisons et de cuisson. Après une durée quelquefois très-courte, elles se détendent, s'affaissent, par suite de la résorption d'une partie du liquide qu'elles contiennent, et se transforment en larges squames, constituées par l'épiderme et par la partie plastique du liquide qui n'a pas été résorbée.

Dans certains cas, le liquide renfermé dans les vésicules et dans les bulles n'est plus clair et transparent : il est jaunâtre, opaque et épais, mais sans être purulent. Alors, quand les vésicules et les bulles ne se rompent pas et qu'elles restent intactes, elles s'affaissent graduellement et forment de larges squames d'une couleur jaune *cuir de botte;* ces plaques se rencontrent fréquemment sur le bord des mains et sur les parties latérales des doigts. Elles durent huit ou dix jours et, quand elles tombent, elles se détachent d'une seule pièce, et, au-dessous d'elles, on trouve une tache violacée qui ne tarde pas à s'effacer elle-même, et qui est constituée par un épiderme de nouvelle formation.

Aux deux modes de terminaison de l'eczema manuale que nous venons de décrire, nous devons en ajouter un troisième qui est heureusement le plus rare. Quelquefois le liquide que renferment les vésicules et les bulles est tout à fait purulent ; lorsque cette suppuration, conséquence d'une inflammation très-vive, s'établit, la résorption est très-rare ; le plus souvent il y a rupture de l'enveloppe épidermique, écoulement de pus et concrétion immédiate de ce liquide en croûtes jaunâtres ou verdâtres. Après un temps variable, ces croûtes se détachent et laissent apparaître des ulcérations assez profondes qui, pendant huit ou dix jours encore, fournissent une suppuration d'une odeur fade, *sui generis*. Quelquefois le pus s'infiltre sous l'épiderme voisin et va le décoller, en s'étendant graduellement, dans un rayon quelquefois assez étendu; mais cette sécrétion purulente ne tarde pas à se tarir, le fond de l'ulcère s'élève, se rapproche de la surface de la peau et la maladie guérit ordinairement sans cicatrice ou avec une cicatrice très-légère.

L'eczéma des pieds présente les mêmes caractères et les mêmes particularités que celui des mains, sauf que la rupture des vésicules et des bulles y est encore plus tardive et plus difficile, en raison sans doute de l'épaisseur plus grande et de la solidité plus considérable de l'épiderme.

Ces phénomènes locaux s'accompagnent assez souvent d'accidents généraux : inappétence, frissons, malaise général, fièvre, en un mot tout l'appareil des phénomènes généraux qui dénotent habituellement une inflammation d'une partie du corps, mais qui, dans cette circonstance, n'ont qu'une importance secondaire et sont généralement d'une durée éphémère.

Ainsi, comme on le voit, le seul caractère spécial et dominant de cette variété d'eczéma, est l'intégrité presque constante des vésicules et des vésico-pustules et, comme corollaire de cette particularité, la guérison de la maladie, après une seule poussée éruptive, sans cette succession indéfinie de vésicules et de squames qui l'éternisent ordinairement dans les autres régions. Du reste, la constitution anatomique de la peau des mains et des pieds, qui est en rapport avec les fonctions physiologiques dévolues à ces parties, nous donne de ce fait exceptionnel une explication satisfaisante, et cette notion élémentaire suffit, sans avoir besoin d'invoquer l'alternance ou la coïncidence des deux affections, à légitimer l'identité de nature et d'origine que nous avons cru devoir établir entre l'eczéma des extrémités des membres et l'eczéma ordinaire, malgré les différences extérieures qui les séparent.

Complications.

Pour faciliter l'étude, nous avons jusqu'ici supposé l'eczéma, ainsi que ses variétés, à l'état de simplicité et dégagé de toute complication ; mais il n'en est pas toujours ainsi : souvent en effet l'éruption eczémateuse s'accompagne soit d'accidents purement locaux, conséquence de l'intensité de l'inflammation ou d'une prédisposition particulière du sujet, soit d'une autre affection de la peau, manifestation différente de la diathèse herpétique, mais qui, par le fait de sa combinaison avec l'eczéma, altère, modifie et masque d'une manière notable les caractères propres à la maladie primitive, soit enfin d'une affection des muqueuses ou des viscères de l'économie. De là trois sortes de complications d'un pronostic différent, suivant qu'elles aggravent simplement l'état local ou qu'elles compromettent la santé générale.

Dans la première catégorie, nous placerons les furoncles et les petits abcès qui se développent fréquemment dans les points envahis par l'eczéma ou dans leur voisinage, et qui sont dus à l'extension de l'inflammation au tissu cellulaire sous-cutané. C'est ce qu'on observe, particulièrement lorsque l'eczéma a pour siége les seins chez les femmes et, dans les deux sexes, les parties couvertes de poils : cuir chevelu, aisselle, parties génitales ; mais cette complication, pénible et fatigante pour le malade, ne présente généralement aucune gravité. A cet ordre d'accidents nous devons nécessairement rattacher la lymphangite et les adénites, se terminant ordinairement par abcès, qui compliquent souvent l'eczéma des membres inférieurs, dont le système lymphatique, si riche et si développé, répond avec une facilité toujours trop grande aux plus légères irritations locales. Ces divers accidents peuvent se développer à toutes les périodes de la maladie, mais plus particulièrement à la seconde ou à la troisième période.

Parmi les éruptions cutanées qui coexistent le plus fréquemment avec l'eczéma, nous trouvons d'abord le pityriasis, qu'on observe ordinairement à la fin de la maladie. Il se présente sous la forme d'une desquamation très-fine, très-légère, occupant les parties qui ont été le siége de l'éruption eczémateuse. En raison de leur concomitance si fréquente, nous nous sommes demandé si ces deux affections n'étaient pas une seule et même maladie, à une période différente de son évolution, et nous croyons cette opinion parfaitement soutenable, sinon dans tous les cas, du moins dans certaines formes de pityriasis sur lesquelles nous aurons occasion de revenir.

Le lichen coïncide aussi très-souvent avec l'eczéma ; l'association de ces deux éruptions est quelquefois tellement intime, qu'il est très-difficile, pour ne pas dire impossible, de les distinguer et qu'il est permis aujourd'hui de considérer également l'éruption lichénoïde comme une variété plus accentuée, il est vrai, du type eczéma. Toute investigation qui n'aurait d'autre but que le diagnostic différentiel de ces deux affections serait donc tout à fait oiseuse et sans aucune utilité pratique. Il faut se contenter de dire qu'un eczéma est compliqué ou non de lichen, sans vouloir pousser l'analyse plus loin, le traitement étant exactement le même dans les deux cas. C'est à la réunion de ces deux éruptions qu'on a donnè le nom de *lichen agrius* et d'*eczéma lichénoïde* et que nous avons déjà eu occasion de signaler.

Ailleurs nous avons parlé du passage de l'eczéma des ouvertures naturelles aux muqueuses, et des bronchites et des pharyngites eczémateuses qui en étaient la conséquence, maladies souvent méconnues et toujours difficiles à guérir, qui ne sont autre chose que l'extension de l'éruption eczémateuse, par continuité de tissu, comme on le voit sur l'enveloppe cutanée. Mais, en dehors de ces affections viscérales, dont une observation attentive reconnaîtra facilement l'origine et la nature, il peut en exister d'autres qui naissent d'emblée sur les muqueuses et sont une manifestation de la diathèse dartreuse, au même titre que l'éruption cutanée avec laquelle elles semblent, au reste, affecter quelquefois une espèce d'alternance. Cet herpétisme interne s'observe, par ordre de fréquence, sur les muqueuses pharyngienne, respiratoire, intestinale et vésicale, et se traduit par des inflammations spécifiques dont les caractères communs sont : la résistance au traitement, les récidives presque inévitables et souvent, répétons-le, une alternance avec l'éruption tégumentaire. Telles sont un grand nombre d'angines granuleuses, certains catarrhes bronchiques et quelques variétés d'asthmes. M. le docteur Duclos (de Tours) a beaucoup insisté sur les relations étiologiques qui existent entre l'eczéma et les affections des voies respiratoires, et surtout différentes formes d'asthme. Nous reconnaissons très-volontiers cette influence, mais nous sommes obligé d'avouer néanmoins que cet éminent praticien lui a accordé une importance beaucoup trop grande. Nous en dirons autant de la dépendance de certaines entérites et de certaines diarrhées à l'égard de l'eczéma, fait incontestable assurément, mais que Biett et ses élèves ont singulièrement exagéré. Du reste, nous avons remarqué que ces derniers accidents ne surviennent guère que chez les sujets cachectiques et épuisés déjà soit par un eczéma ancien, soit par l'âge, soit enfin par une mauvaise hygiène ou la misère. Ajoutons, pour être complet, qu'un certain nombre de dyspepsies et de gastralgies ont, comme les affections précédentes, une origine dartreuse. Les catarrhes vésicaux qui reconnaissent une cause herpétique présentent cette particularité qu'ils sont presque toujours limités au col de la vessie.

Dans une dernière classe de complications, nous placerons certaines lésions graves qui affectent de préférence les viscères et apparaissent plus ou moins longtemps après le début de la maladie cutanée. Ainsi on observe fréquemment des cancers qui sont quelquefois consécutifs aux eczémas. Nous avons déjà parlé, dans nos généralités, de ces expressions différentes du vice herpétique : il est inutile d'y revenir ; mais d'autres fois les deux affections coïncident et persistent, chez le même sujet, jusqu'à la terminaison fatale.

Diagnostic.

Le diagnostic de l'eczéma est généralement facile; il suffit pour l'établir d'avoir présents à l'esprit les signes essentiels de l'affection : rougeur pointillée de la peau, vésicules, vésico-pustules, fissure de la première période; dans la seconde phase de la maladie, sécrétion d'un liquide séreux, plastique, qui tache et empèse les linges; et enfin, dans la troisième période, desquamation depuis les lamelles larges et feuilletées du pemphigus jusqu'aux furfures du pityriasis. Joignez à cela les démangeaisons vives et la chaleur de la peau, et vous aurez des signes diagnostiques de l'eczéma un tableau à peu près complet, et qui sera presque toujours suffisant pour distinguer cette maladie des éruptions qui ont avec elle quelque similitude, telles que l'érythème, le pemphigus, le pityriasis et le psoriasis. Cependant, pour ne laisser aucune chance d'erreur, nous allons passer rapidement en revue chacune de ces affections, en faisant ressortir les caractères qui les différencient de l'eczéma.

L'érythème peut être confondu avec l'eczéma à cause de la rougeur de la peau, mais c'est une affection ordinairement sèche qui ne s'accompagne ni de suintement ni de croûtes. Lorsque certaines formes d'érythème, l'érythème vésico pustuleux par exemple, présentent des vésicules et des vésico-pustules, celles-ci sont éphémères, et la desquamation, qui en est la conséquence, n'a lieu qu'une fois et ne se renouvelle pas. De plus, dans l'érythème la rougeur est mieux circonscrite, l'éruption vésico-pustuleuse moins confluente. Chez les personnes obèses et malpropres, il existe une autre espèce d'érythème (l'érythème intertrigo) qui a pour siége l'interstice des fesses et la partie inférieure des seins et qui est dû au frottement réitéré de ces parties et présente une certaine ressemblance avec l'eczéma, à cause de la sécrétion séro-purulente qui l'accompagne; mais la maladie est toujours circonscrite aux parties mises en contact, et le suintement est beaucoup moins abondant et moins plastique ; il ne se concrète pas, n'empèse pas les linges et ne se transforme jamais en croûtes. D'ailleurs, on fait disparaître très-facilement cette affection en s'opposant tout simplement au frottement des parties, sans recourir à la thérapeutique beaucoup plus compliquée de l'eczéma.

Un médecin peu familiarisé avec les éruptions cutanées pourrait confondre le pemphigus avec l'eczéma à sa dernière période; d'un autre côté, nous avons dit aussi que de véritables bulles s'observaient dans l'eczéma manuale par suite de la réunion de plusieurs vésicules voisines, et pourraient faire croire à l'existence d'un pemphigus. Cependant, dans l'eczéma les bulles ont toujours été précédées de vésicules, et il en reste presque constamment quelques-unes dans le voisinage pour attester la nature de l'affection. Mais en l'absence de ce caractère d'une valeur incontestable, la marche de l'éruption suffira pour éclairer le diagnostic. En effet, dans le pemphigus à une bulle, dont vous ne pouvez constater que les vestiges, vous verrez bientôt en succéder une autre, et cette génération peut se prolonger ainsi d'une manière indéfinie, tandis que l'eczéma bulleux a une marche aiguë. Lorsqu'on se trouve en présence d'un pemphigus foliacé, arrivé à une certaine phase de son évolution, on n'a sous les yeux que les débris des bulles et quelques parties dénudées, présentant des ulcérations très-superficielles, avec un léger suintement ; on peut alors éprouver quelque embarras ; mais rappelez-vous, comme nous l'avons déjà fait remarquer, que cette espèce de pemphigus occupe généralement la totalité du corps, et que vous trouverez difficilement un point du tégument externe qui soit sain, ce qui n'arrive jamais dans l'eczéma, quelque généralisé qu'il puisse être ; de plus, examinez avec soin et presque toujours vous trouverez, sur un point quelconque du corps, surtout vers les extrémités, quelques bulles encore intactes ou à peine effacées. Enfin, si vous pouviez conserver encore quelque doute, la largeur considérable des squames et la nature du produit de sécrétion viendraient dissiper toute espèce d'incertitude.

Dans le lichen, il y a du suintement et des croûtes, mais le suintement est moins abondant, les croûtes sont plus adhérentes que dans l'eczéma ordinaire ; de plus, il y a un épaississement et une rudesse de la peau qui ne se rencontrent point dans l'éruption eczémateuse simple ; enfin, la première de ces deux affections n'occupe jamais d'aussi larges surfaces que la seconde. Ajoutons cependant qu'elles existent souvent ensemble dans les mêmes points, ainsi que nous l'avons déjà dit ; alors elles associent leurs caractères spéciaux, et il devient extrêmement difficile de poser un diagnostic précis qui, du reste, nous le répétons, n'aurait aucune utilité pratique.

Nous trouvons dans le psoriasis une surface rouge et

élevée au-dessus de la peau saine, des squames épaisses, imbriquées, blanchâtres, argentées, sèches, ne ressemblant en rien aux squames minces et foliacées de l'eczéma. Cependant, dans certaines régions, au cuir chevelu, par exemple, les squames du psoriasis ne se présentent pas avec des caractères aussi bien définis, et l'erreur est possible d'après un examen superficiel; le diagnostic, dans cette circonstance, se basera, pour le psoriasis, sur la coloration brune et l'épaississement de la peau, sur le mode de desquamation qui devient, dans cette dernière affection, rarement furfuracée, mais surtout sur les antécédents qu'il faut toujours interroger, et avec un soin tout particulier, quand la maladie présente un aspect tant soit peu équivoque. Vous arriverez ainsi facilement à connaître les diverses phases qu'aura suivies l'éruption, sa sécheresse constante dans le psoriasis et son suintement pathognomonique dans l'eczéma.

Il est difficile, avons-nous dit, et même impossible dans un grand nombre de cas, de distinguer le pityriasis de l'eczéma arrivé à une certaine période de son développement, si l'on n'a pas assisté à toute l'évolution de la maladie, ou si les renseignements sont insuffisants et ne peuvent suppléer à ce témoignage irrécusable; mais, nous l'avons déjà dit, ce diagnostic n'a aucune importance pratique, le traitement étant exactement le même dans les deux cas. Quant à l'eczéma au premier ou au second degré, il se distinguera toujours facilement du pityriasis par sa rougeur spéciale, par ses vésicules, par son suintement et par ses croûtes.

L'herpès, que les Willanistes subdivisaient en nombreuses variétés, cesse, pour ainsi dire, d'exister pour nous comme entité morbide ; nous n'aurons donc que bien peu de chose à en dire au point de vue de son diagnostic avec l'eczéma. La plupart des maladies, en effet, dont Biett et son école ont composé le groupe herpès, appartiennent les unes aux affections parasitaires, les autres aux éruptions eczémateuses, de sorte qu'il ne reste plus de cette famille pathologique que le *zona* et l'*herpes labialis.* Mais dans ces deux affections les vésicules ne sont pas miliaires, comme dans l'eczéma ; elles sont plus grosses et sont groupées, au nombre de douze ou quinze, de manière à former des plaques arrondies et peu étendues. Les vésicules de l'herpès ont une existence bien plus longue que celles de l'eczéma qui ne durent souvent que quelques heures. De plus, la marche est bien différente : les vésicules herpétiques se rompent difficilement, il y a résorption de la sérosité ; quelquefois cette sérosité se transforme en pus et les pustules remplacent les vésicules, le pus lui-même peut être résorbé, sans rupture des pustules. S'il y a rupture, soit des vésicules, soit des pustules, les ulcérations consécutives diffèrent encore de celles de l'eczéma ; elles sont plus arrondies et plus profondes. Enfin dans l'herpès, il n'y a pas, comme dans l'eczéma, ces générations de croûtes et de squames qui se succèdent un certain nombre de fois avant la guérison de la maladie. Mais, en dehors et sans tenir compte de ces caractères déjà plus que suffisants pour établir une distinction précise entre l'eczéma et les deux formes d'herpès que nous avons admises, chacune de ces affections présente quelques signes pathognomoniques qui rendent l'erreur impossible. Ainsi, pour le zona, il y a sa névralgie concomitante, son siége spécial et le mode de groupement de ses vésicules, et dans l'*herpes labialis* nous avons également la localisation particulière de l'éruption et les symptômes fébriles généraux qui l'ont précédée ou accompagnée.

« L'eczéma une fois reconnu et parfaitement distingué des affections qui peuvent le simuler, il nous resterait encore, pour compléter notre diagnostic et souvent pour comprendre la nécessité de certaines indications thérapeutiques, évidemment secondaires mais néanmoins d'une importance réelle, à préciser à quelle variété de la maladie appartient l'éruption actuellement soumise à l'examen du médecin. Ce second diagnostic ne serait autre chose qu'un nouvel exposé des caractères propres à chaque forme de la maladie. Or les détails dans lesquels nous sommes entré, en parlant des différentes variétés de l'eczéma, nous dispensent de répéter cette étude et la rendent superflue.

Ici se termine pour nous le diagnostic de l'eczéma; une fois parvenu à reconnaître sa nature, puis sa variété, nous nous croyons suffisamment éclairé pour établir son traitement rationnel. Il resterait cependant encore un point dont nous n'avons pas à nous occuper, d'après la doctrine que nous émettons dans ces leçons, mais dont se préoccupe constamment un de nos collègues de cet hôpital, M. Bazin; après avoir établi le genre et la variété, ce médecin croit devoir encore discuter la question de la nature, et c'est pour lui un des points les plus délicats de la sémiotique e. du diagnostic. Pour nous, ainsi que nous l'avons dit maintes fois, l'eczéma est toujours la manifestation d'une seule et même diathèse, de la diathèse dartreuse, si bien qu'une fois que cette éruption est reconnue et dénommée, sa nature ne saurait être douteuse. Il en est tout autrement pour M. Bazin : ce médecin admet l'existence d'un eczéma parasitaire, d'un eczéma dartreux, d'un eczéma scrofuleux et d'un eczéma arthritique; il s'agit donc pour lui, après avoir admis l'eczéma, de compléter son diagnostic en le classant dans un de ces quatre groupes.

L'eczéma parasitaire est celui qui coïncide avec la présence de parasites végétaux ou animaux. Cette opinion s'éloigne ainsi des idées que nous avons émises, idées qui consistent à ne point voir dans l'existence du parasite l'unique étiologie de l'eczéma, mais à considérer cette éruption comme une simple complication, comme une lésion accessoire, dont le parasite est, il est vrai, la cause occasionnelle, mais qui n'est toujours qu'une manifestation de la dartre provoquée en tel ou tel point du corps par l'irritation permanente qu'entretient en ce point l'animal ou le champignon qui y est né, y vit et s'y développe. Envisager autrement l'eczéma nous semble d'autant moins fondé qu'on pourrait à aussi bon droit mettre en doute la nature dartreuse de l'éruption herpétique la mieux caractérisée, pour peu qu'une cause étrangère et accessoire quelconque ait contribué à son développement.

Nous serons bref sur l'histoire de l'eczéma arthritique; nous avons déjà exposé longuement et discuté les caractères des éruptions dues à l'arthritis; aussi n'avons-nous plus à juger actuellement la valeur des signes que M. Bazin affecte spécialement aux eczémas qu'il rattache à cette origine, et nous contenterons-nous de leur énumération. L'eczéma arthritique serait, au dire de notre collègue, circonscrit, asymétrique, peu étendu, presque sec et ne donnant lieu qu'à un très-léger suintement siégeant sur les parties génitales, aux membres et aux extrémités ; enfin ses récidives se feraient sur la région occupée par les premières éruptions. Toutefois, en niant l'existence des maladies cutanées arthritiques, nous n'avons point prétendu que l'eczéma ne pût se rencontrer chez les individus rhumatisants ou goutteux aussi bien que chez les individus exempts de ces maladies constitutionnelles ; mais là, comme en d'autres circonstances, nous voyons une simple coïncidence, sans que rien jusqu'à ce jour nous ait autorisé à établir entre ces deux affections si diverses un rapport réel de cause à effet.

Reste enfin l'eczéma scrofuleux, auquel M. Bazin fait jouer un grand rôle dans l'histoire des maladies cutanées de l'enfance. Il se présente surtout sous la forme impétigineuse, et constitue cette éruption connue vulgairement, sous le nom de *feu de dent*, désignée par les nosologistes sous la dénomination d'*achores*, et que M. Bazin range dans les scrofulides bénignes sécrétantes. Le suintement de cet impétigo est très-abondant, ses croûtes sont molles et épaisses, le prurit est peu intense, les ganglions cervicaux s'engorgent rapidement et inévitablement : ce sont là, il est vrai, autant de caractères qui rappellent la scrofule, aussi croyons-nous que cette forme de l'eczéma n'offre un aspect si particulier qu'en raison du tempérament lymphatique et de la disposition scrofuleuse des sujets atteints. Mais, cette fois encore, de même que pour le rhumatisme et la goutte, nous admettons, sans hésiter, la coexistence de la scrofule et de la dartre, les manifestations de cette dernière maladie étant modifiées par les qualités particulières du terrain dans lequel elle se développe (1). »

Pronostic.

L'eczéma par lui-même n'est pas une maladie qui compromette l'existence, mais il dénote une prédisposition particulière de l'économie, qui expose les personnes chez lesquelles elle existe à des récidives fréquentes et, pour cette raison, il a une certaine gravité. Il faut ajouter cependant que de toutes les manifestations dartreuses l'eczéma est la moins tenace et la moins susceptible de récidives, et que sous ce rapport il est loin d'occuper le premier rang dans le groupe pathologique dont nous l'avons considéré comme le type à tout autre égard. On pourrait citer des personnes qui n'ont été atteintes, dans tout le cours de leur existence, que d'une seule éruption eczémateuse et qui, depuis cette unique attaque, n'ont pas présenté le moindre indice de cette affection. Du reste, le pronostic de l'eczéma varie, suivant la forme de la maladie, suivant les habitudes, l'âge des malades et diverses circonstances qui peuvent modifier non-seulement la physio-

(1) Leçons sur les affections cutanées dartreuses professées à l'hôpital Saint-Louis pendant le trimestre d'été de 1861, par le docteur Hardy, professeur agrégé à la Faculté de médecine, médecin de l'hôpital Saint-Louis, rédigées et publiées par le docteur Pihan Dufeillay.

nomie extérieure de l'éruption, mais aussi sa marche et par conséquent lui imprimer un caractère de gravité insolite.

Ainsi, de toutes les formes d'eczéma, la forme aiguë est celle qui guérit le plus promptement et le plus facilement, sous l'influence d'un traitement bien dirigé ; vient ensuite l'eczéma qui naît sur les parties glabres telles que la face et le dos de la main.

Mais, lorsque le traitement de cette éruption a été négligé ou mal dirigé, lorsque surtout la malpropreté, des écarts de régime et des habitudes d'intempérance viennent contrarier l'action des médicaments, la maladie passe rapidement à l'état chronique et alors la guérison est beaucoup plus longue et plus difficile, les complications plus fréquentes et les récidives presque inévitables.

L'éruption eczémateuse qui se développe sur les parties pileuses (cuir chevelu, menton, aisselles, pubis, grandes lèvres, anus, scrotum) offre également moins de prise aux moyens thérapeutiques. Lorsque l'éruption eczémateuse envahit les orifices muqueux du voisinage, le pronostic est encore plus fâcheux, car aux difficultés réelles que présente souvent la médication de l'eczéma, se joignent les dangers des complications : bronchite, asthme. Souvent, en effet, on ne peut guérir la maladie interne sans donner une nouvelle intensité à l'éruption tégumentaire, et réciproquement chez beaucoup de sujets, la disparition de celle-ci s'accompagne d'une aggravation notable dans les phénomènes de l'affection viscérale. Enfin ajoutons que chez les vieillards, chez les individus cachectiques, épuisés par la maladie, l'âge ou la misère, chez les enfants scrofuleux et débilités, la sécrétion séreuse abondante dont les parties malades sont le siége affaiblit encore les malades et devient ainsi une cause indirecte de la prolongation de l'affection. Il n'est pas rare, chez les vieillards, de voir l'eczéma prendre, en quelque sorte, droit de domicile, et épuiser progressivement le sujet, par une déperdition incessante de ses forces, jusqu'au terme de son existence.

Étiologie.

L'étiologie de l'eczéma comprend comme celle de toutes les autres maladies l'étude des causes prédisposantes et celle des causes occasionnelles que nous allons passer successivement en revue.

Parlons d'abord des causes prédisposantes.

Nous retrouvons ici l'application des considérations dans lesquelles nous sommes entré au chapitre de l'étiologie des dartres en général. Au premier rang nous rencontrons l'hérédité dominant toutes les autres prédispositions de toute la distance qui existe entre une cause de premier ordre, et qui constitue un des caractères fondamentaux et essentiels de la maladie, et des causes secondaires et dans un état d'infériorité tel, à l'égard de la première, que leur action présuppose nécessairement l'existence antérieure de celle-ci. Si l'on interroge en effet les sujets atteints d'eczéma, surtout ceux qui sont intelligents et qui ont quelque souci de la santé de leurs parents, presque tous avoueront une influence héréditaire dans le développement de leur maladie. Sans doute, les enfants, d'une mère ou d'un père eczémateux ne sont pas fatalement voués à la même maladie que leur ascendant. Sans parler de la modification salutaire qui peut être apportée à la constitution de l'enfant par les qualités particulières d'un des deux producteurs, les habitudes, le mode d'éducation, le régime, le milieu différent dans lequel vit le sujet, sont autant de causes puissantes qui peuvent corriger, atténuer et modifier d'une manière favorable sa prédisposition native et suffire, sinon à l'éteindre complétement, au moins à la maintenir à l'état latent pendant toute son existence. Mais, malgré ces exceptions heureusement assez nombreuses, nous n'en considérons pas moins, nous le répétons l'hérédité comme la cause par excellence de l'eczéma.

Au second rang, nous placerons quelques actes physiologiques qui déterminent un certain travail dans l'organisme, une surexcitation momentanée des phénomènes vitaux; c'est ainsi que les enfants dans les premières années, aux époques de dentition, y sont fréquemment exposés, au point que chez certains enfants chaque poussée dentaire donne une nouvelle intensité à l'eczéma préexistant ou détermine une nouvelle éruption.

Il en est de même de la grossesse et de la lactation chez les femmes. Cette éruption survient même si fréquemment à la suite des couches et peu après l'établissement de la sécrétion lactée, que cette coïncidence habituelle a fait désigner, dans le monde, cette sorte d'eczéma sous le nom si connu de *lait répandu.*

Chez les adultes et chez les vieillards, il est rare qu'il se montre pour la première fois, presque toujours il est à l'état de récidive.

L'eczéma se concilie avec tous les tempéraments, cependant certains tempéraments, tels que le tempérament lymphatique, lui payent un plus fort tribut que les autres; de plus, chaque tempérament présente habituellement une forme particulière de la maladie; ainsi le tempérament lymphatique ou scrofuleux présentera d'ordinaire la variété impétigineuse.

Les changements de saison et les circonstances atmosphériques sont aussi des causes prédisposantes, en surexcitant momentanément l'organisme. C'est surtout au printemps et pendant les chaleurs de l'été que les éruptions eczémateuses apparaissent le plus souvent.

Certaines professions classées jusqu'ici dans la catégorie des causes prédisposantes nous paraissent mieux placées au nombre des causes accidentelles, telles sont les professions qui exposent aux veilles, au maniement des substances âcres et à l'action d'une chaleur intense et qui constituent ainsi trois groupes distincts dont les deux derniers ont un mode d'action identique, en imprimant une suractivité locale au point de contact de l'agent irritant. Dans le premier groupe, nous rencontrons les professions de sergent de ville, de vidangeur et d'employé aux chemins de fer; au second appartiennent celles qui nécessitent le maniement continuel des substances âcres et irritantes : fabricants de produits chimiques, teinturiers, confiseurs, raffineurs, épiciers, garçons de café, etc.; enfin, dans le troisième groupe nous placerons les métiers qui exposent les sujets à une chaleur artificielle qui rappelle celle de l'été : boulangers, fondeurs, cuisiniers, etc.

Mais au premier rang des causes occasionnelles nous devons signaler l'application des topiques irritants, emplâtres, vésicatoires, frictions sèches et irritantes, usage de pommades irritantes souvent conseillée sans réserve et sans discrétion par le charlatanisme ignorant. A cet ordre de cause appartiennent évidemment les bains de mer et les bains sulfureux, administrés d'une manière inopportune et irréfléchie.

Enfin, pour clore le chapitre et la nomenclature déjà longue, quoique incomplète, des causes de l'eczéma, nous devons mentionner au nombre des causes adjuvantes de cette maladie, les excès de table, une nourriture trop azotée et trop excitante : ragoûts, viandes faisandées, poissons de mer, gibier, charcuterie, aliments trop épicés, et les boissons alcooliques. Joignons-y, en terminant, les émotions morales pénibles, les chagrins, les veilles et les fatigues de toute espèce. Mais n'oublions pas, ce que nous avons déjà dit au début, que ces différentes causes, quelque puissantes qu'elles soient, n'ont qu'une action provocatrice et qu'elles ne font que développer un principe diathésique qui n'attendait qu'une occasion pour se réveiller.

Traitement.

Les maladies de la peau et en particulier l'eczéma sont, sans contredit, les affections dans lesquelles le charlatanisme, sous toutes les formes, s'est le plus donné carrière et a peut-être causé le plus de préjudice aux malades. Il serait vraiment oiseux d'énumérer ici la quantité prodigieuse de remèdes prétendus infaillibles, mais le plus souvent impuissants, sinon nuisibles, dont les guérisseurs et les spécialistes se sont évertués d'encombrer la matière médicale. Du reste, cette pénurie trop réelle de la thérapeutique cutanée et cette exploitation impudente de la crédulité publique s'expliquent aisément, quand on sait quelle ignorance a régné, jusqu'à une époque voisine de la nôtre, sur la nature des maladies de la peau. Qu'était en effet, pendant une longue série de siècles, l'histoire de la médecine, sinon une succession de systèmes absurdes et contradictoires et de théories ridicules, dans lesquelles les faits mal observés et mal interprétés venaient toujours donner raison à des idées préconçues, quelles qu'elles fussent? Or, ce sont assurément les affections qui font l'objet de notre étude qui ont eu la plus large part dans cette confusion; aussi la thérapeutique de l'eczéma qui devait nécessairement refléter, dans les limites de son domaine, le cahos et l'incohérence de ces systèmes imaginaires, a-t-elle été pendant longtemps la partie la plus obscure et la plus diffuse de la dermatologie.

Mais aujourd'hui des idées de philosophie médicale plus saines et plus rationnelles, une critique sévère et consciencieuse des travaux de nos devanciers, un respect plus sérieux des faits, surtout une observation plus exacte et une interprétation plus judicieuse des phénomènes morbides soumis à notre examen et enfin l'ingénieuse application du microscope à l'étude des maladies de la peau, qui est devenue entre les mains du médecin un élément de diagnostic d'autant plus précieux qu'il est d'une exactitude, pour ainsi dire, mathématique, ont dissipé bien des ténèbres et nous ont permis d'arriver à une connaissance précise de la vraie nature des dermatoses et en particulier de l'eczéma et d'établir, chose impossible jusqu'alors, une classification méthodique de ces affections et de leurs variétés. Ces merveilleux résultats appartiennent exclusivement aux travaux modernes et surtout, nous ne craignons pas de le dire, à ceux de l'école contemporaine. Sans doute nous sommes encore loin d'atteindre l'idéal de la perfection et plus d'un point reste à élucider ; cependant, malgré ces *desiderata* et de regrettables lacunes que des observations ultérieures feront certainement disparaître, nous devons reconnaître, en ne considérant actuellement que l'eczéma, que sur la thérapeutique de cette éruption, qui doit être en définitive la conclusion pratique des idées admises sur la nature de cette maladie, l'accord est presque unanime, sauf quelques détails de peu d'importance et vraiment insignifiants, en sorte que ce chapitre que nous avons dit être autrefois la partie la plus confuse de la dermatologie est devenu, pour ainsi dire, le terrain de conciliation de toutes les opinions. Nous pouvons donc maintenant, grâce aux nouvelles connaissances que nous avons acquises sur sa nature et sa marche, simplifier la médication de l'eczéma, la ramener à des règles fixes et régulières et la débarrasser, au grand bénéfice de la science et des malades, de son ancien cortége de formules ridicules et inutiles et de pratiques nuisibles.

Nous allons passer successivement en revue les différentes périodes de la maladie et indiquer le traitement interne et les médicaments topiques qui conviennent à chacune de ces phases, en signalant les particularités que peuvent nécessiter les formes de l'affection.

1° *Première période.* — Nous savons que le principal caractère de cette première période de l'eczéma est la prédominance des symptômes franchement inflammatoires : rougeur vive de la peau et éruption vésiculeuse. La première indication qui s'impose au médecin est donc de recourir aux médicaments antiphlogistiques et émollients, c'est-à-dire aux bains et aux lotions émollientes tièdes, aux décoctions de lin et de guimauve, aux bains amidonnés, aux bains d'eau de son, etc. Mais à cette époque on doit proscrire formellement toute application de cataplasmes. Nous avons remarqué, en effet, que l'épiderme de certaines régions, des mains et des pieds, était épais et résistant et nous avons dit que c'est à cette structure anatomique que l'eczéma de ces parties doit le bénéfice d'une guérison plus facile et plus rapide. Sans cette succession de croûtes et de squames qui l'éternisent dans d'autres points du corps, la pellicule épidermique qui circonscrit extérieurement la vésicule ou la vésico-pustule résiste dans ces cas à la pression centrifuge du liquide séreux ou séro-purulent et alors celui-ci se résorbe sur place et la membrane épidermique s'applique sur la surface ulcérée et, en la préservant du contact de l'air, favorise sa prompte guérison. Le rôle du médecin est donc d'imiter, autant que possible, le procédé de la nature ou au moins de ne pas contrarier celle-ci par une application intempestive de topiques, dont l'effet inévitable serait de provoquer la rupture des vésicules.

Cependant on fera une exception à cette règle, quand il s'agira de l'eczéma à forme impétigineuse. En effet, dans cette variété, la rupture des pustules, quels que soient leur siége et leur isolement, est constante et inévitable, et l'application des cataplasmes, en maintenant les parties malades dans une humidité continuelle, calme l'inflammation et atténue l'action ulcérante du pus; on se sert ordinairement de cataplasmes composés d'eau et de farine de riz ou de fécule de pomme de terre. On doit toujours rejeter la farine de lin dans la confection de ces topiques : sa facilité extrême à subir la fermentation la rendrait plus nuisible qu'utile. On peut aussi se servir avec avantage de topiques pulvérulents qui sont ordinairement des poudres inertes absorbantes de fécule de riz, d'arrow-root, de sous-nitrate de bismuth, etc.

A ces moyens purement locaux et plutôt palliatifs que curatifs, il faudra joindre des boissons rafraîchissantes et émollientes : tisane d'orge, limonade, orangeade, infusion de chicorée sauvage, ou quelque autre tisane amère; joignez à cela une alimentation peu excitante et vous aurez épuisé à peu près toute la liste des moyens généralement employés dans cette première phase de la maladie.

2° *Seconde période.* — Lorsque le médecin se trouve en face d'un eczéma à sa seconde période, il n'a plus aucune précaution à prendre pour éviter la rupture des vésicules; c'est un fait accompli depuis plus ou moins de temps, et il est rare même, ainsi que nous l'avons déjà dit, qu'il soit témoin de cette première période et qu'il puisse constater l'existence des vésicules; le plus souvent il est appelé lorsque celles-ci ont disparu. La surface malade est alors imprégnée d'une sécrétion morbide abondante qu'on doit tout d'abord chercher à diminuer, puis à supprimer, en établissant une dérivation sur la muqueuse intestinale, à l'aide de purgatifs. Cette sécrétion artificielle aura d'autant plus de chances de réussir et de remplacer d'une manière salutaire la sécrétion pathologique que celle-ci sera plus récente et moins copieuse. Toutefois l'emploi de cette médication dérivative réclame une certaine réserve et une grande discrétion, si l'on veut éviter des complications viscérales toujours graves, surtout chez les malades d'un âge avancé. D'abord les purgatifs doivent être proportionnés à la susceptibilité intestinale ; le médecin devra donc avant tout étudier le sujet, interroger ses idiosyncrasies et ne prendre une détermination qu'après une connaissance exacte du terrain sur lequel il doit agir. Ensuite on doit, d'une manière générale, proscrire les drastiques qui sont trop irritants et les sels neutres qui n'agissent qu'à dose élevée, 35 à 40 grammes ; nous préférons les laxatifs doux et particulièrement les substances végétales : manne, huile de ricin, infusion légère de séné, de rhubarbe, etc.

Nous employons avec beaucoup d'efficacité une préparation purgative, d'après la formule suivante :

Pensées sauvages	8 à 16 grammes.
Follicules de séné	4 à 8 —
Eau bouillante	1 litre.

Cet apozème se prescrit à la dose de 2 à 3 verres le matin à jeun, tous les jours, ou tous les deux jours, suivant l'intensité de la maladie et le degré de tolérance intestinale du sujet, de manière à provoquer trois à quatre selles par jour. L'usage de cette tisane purgative peut être prolongé deux ou trois mois, sans aucun inconvénient et notamment sans constater aucun accident du côté du tube digestif.

Dans la clientèle privée et chez les malades de la classe aisée, on prescrit les eaux minérales naturelles ; celles auxquelles on donne habituellement la préférence sont les eaux de Pullna, de Frédérichshall, de Marienbad, de Kissingen, à la dose de deux à trois verres tous les matins à jeun ; les eaux de Birmenstoff, à la dose d'un demi-verre ; nous provoquons ainsi, dans les vingt-quatre heures, deux à trois selles, parfaitement suffisantes pour entretenir une dérivation vers l'intestin, sans le fatiguer ni déranger le malade de ses occupations habituelles.

A ces moyens dérivatifs nous joignons les tisanes amères de gentiane, de houblon, de chicorée sauvage ou de saponaire.

Quant au traitement local, il sera celui de l'impétigo : cataplasmes de fécule, lotions amidonnées, etc. C'est aussi à cette phase de la maladie que nous commençons l'administration des bains d'eau simple ou bains émollients, mais toujours à une température peu élevée. Lorsque l'eczéma siége sur des parties élevées et inaccessibles aux bains généraux, telles que la face et le cuir chevelu, on leur substitue des bains de vapeur ; mais il est important que la température de ces bains ne soit pas très-élevée et qu'elle ne dépasse pas 32° à 33° Réaumur ; à une plus haute température ils déterminent de la congestion et peuvent augmenter l'inflammation. Du reste il faut bien avouer que les bains de vapeur ont l'inconvénient de favoriser le développement de furoncles qui fatiguent ordinairement et inquiètent les malades. Les bains à l'hydrofère rendent encore plus de services. Les innombrables gouttelettes d'eau pulvérisée qui se répandent à la surface du corps, renfermé en entier dans la boîte à hydrofère, modifient les parties malades d'une manière plus intime et plus profonde que le simple contact de la masse d'eau ou de la vapeur, ils facilitent davantage la chute des croûtes et produisent une sédation des accidents nerveux encore plus prononcée et plus satisfaisante que celle qui résulte des bains tièdes émollients.

3° *Troisième période.* — Jusqu'ici l'intervention du médecin s'est bornée à calmer les accidents inflammatoires de l'éruption et la médication n'a été, pour ainsi dire, qu'accessoire et ne s'est adressée qu'aux manifestations locales de la diathèse. Lorsque la maladie est arrivée à sa troisième période, tous les phénomènes d'inflammation ont disparu, et par conséquent les moyens destinés à les combattre ne trouvent plus leur indication. Le médecin doit donc changer de tactique : il doit diriger ses efforts vers l'état général, sans toutefois perdre de vue l'état local, c'est-à-dire, modifier la constitution en même temps que la surface malade. De là deux ordres de modificateurs : les modificateurs généraux et les modificateurs locaux.

Parmi les premiers nous placerons en première ligne l'huile de foie de morue, qui convient plus spécialement aux malades à tempérament lymphatique et scrofuleux. Dans ces cas, la médication a pour but de modifier le terrain sur lequel l'eczéma s'est développé et de permettre à la nature de reprendre son empire et de recouvrer toutes ses forces pour guérir, par ses seuls efforts, la maladie qui n'était qu'un accident, ou bien à la médication antidartreuse d'agir avec plus d'efficacité. Nous rattacherons au même ordre de médicaments les toniques, les amers et les dépuratifs : vin de gentiane, vin de quinquina, le sirop d'iodure de fer et le sirop antiscorbutique, et enfin une nourriture tonique et suffisante. Mais, remarquez-le bien, les médicaments dont nous venons de parler s'adressent à la faiblesse générale de la constitution et nullement à la diathèse dartreuse.

Le médicament le plus puissant pour combattre les manifestations dartreuses et particulièrement l'eczéma est l'arsenic. On peut même dire qu'il a, en quelque sorte, le monopole de la guérison de cette maladie, car c'est celui qui s'adresse le plus directement à l'action morbide du principe diathésique sur le tégument externe, sans avoir toutefois la propriété de l'éteindre radicalement ou de l'expulser de l'économie. Les moyens dont nous avons déjà parlé et ceux qu'il nous reste encore à énumérer ne sont à son égard que des adjuvants. Les deux composés auxquels nous donnons la préférence sont l'acide arsénieux et l'arséniate de soude. Nous préférons les donner en solution, par cette seule raison que l'arsenic étant d'une extrême énergie, la plus petite exagération de dose peut donner lieu à des empoisonnements et à des accidents très-graves ; il faut donc une parfaite assurance dans le dosage de cette substance. Or le meilleur moyen d'atteindre ce but est de donner une solution dont une cueillerée à bouche représente une dose parfaitement déterminée d'arsenic, par exemple celle qu'on veut administrer dès le début et dans l'espace de vingt-quatre heures. Nous le prescrivons à la dose de 2 milligrammes et demi à 1 centigramme par jour. Or, dans la solution suivante,

Arséniate de soude.........	5 à 10 centigr.
Eau distillée..............	300 gram.

chaque cuillerée à bouche représente 2 milligrammes et demi à 5 miligrammes. Mais il faut encore ici consulter attentivement la susceptibilité individuelle du sujet et graduer la dose du médicament suivant les effets physiologiques auxquels il donnera lieu et le degré de tolérance de l'estomac.

Il y a aussi des préparations officinales qui s'administrent à la dose de 10 à 20 gouttes (liqueur de Pearson) et à celle de 5 à 20 gouttes (liqueur de Fowler). Ces préparations ont l'incontestable avantage de pouvoir être prescrites à certaines personnes pusillanimes que le nom seul d'arsenic effraye. Mais, à part ces cas exceptionnels, nous préférons les préparations magistrales, parce qu'elles nous permettent de nous rendre plus exactement compte de ce qu'on fait et d'agir avec plus de précision.

Après l'arsenic nous placerons le soufre, qu'on a préconisé sans réserve et dont on a abusé d'une manière étrange. Cependant nous devons reconnaître que cette substance trouve son indication dans certaines formes spéciales d'eczéma. Ainsi, tandis que l'arsenic est la seule médication qui convienne aux eczémas francs et aux impétigos chroniques, le soufre aura plus d'efficacité dans la forme pityriasique de l'éruption, alors qu'elle consiste en une desquamation furfuracée incessamment renouvelée, et chez les sujets lymphatiques et scrofuleux. Mais chez cette dernière classe de malades, il faudra avoir soin, pour rendre le succès moins aléatoire, de faire précéder le traitement sulfureux de l'administration des reconstituants : huile de foie de morue, amers, toniques, etc; enfin, dans certains cas rebelles, on prescrira simultanément les préparations arsenicales, les sulfureux et les amers.

Le soufre s'emploie sous forme de poudre (soufre sublimé), de pastilles, d'eaux minérales naturelles, à la dose d'un à deux verres par jour. Nous donnons alors la préférence aux eaux d'Enghien, de Labassère, d'Aix-la-Chapelle.

Mais, quel que soit le modificateur général dont le médecin fasse choix, son emploi est soumis à deux règles très-importantes qu'il faut observer scrupuleusement, si l'on veut éviter des mécomptes et une aggravation de la maladie, et ne pas s'exposer à compromettre l'efficacité du remède : D'abord ces médicaments ne doivent pas être prescrits indistinctement à toutes les périodes de la maladie: ils trouvent leur application exclusivement à la troisième période; de plus, leur usage doit être prolongé un certain temps après la disparition des accidents locaux et des manifestations tégumentaires.

Les alcalins que MM. Devergie et Cazenave ont préconisés, ne nous paraissent avoir aucune efficacité sur l'eczéma lui-même. Peut-être sont-ils de quelque utilité dans les eczémas qui s'accompagnent de troubles de la digestion, de dyspepsies et de gastralgies, et alors ils agissent, mais d'une manière indirecte, sur l'éruption cutanée en modifiant heureusement les voies digestives.

M. Bazin, qui admet, comme nous l'avons déjà dit, un eczéma arthritique, conseille également, pour être conséquent avec lui-même, la médication alcaline contre cette variété de la maladie ; mais nous nous sommes suffisamment expliqué sur l'opinion de l'éminent clinicien de l'hôpital Saint-Louis, et la thérapeutique, qui, en pareille circonstance, est un excellent critérium dont on ne saurait méconnaître la valeur et qui peut être considérée comme un jugement en dernier ressort de la théorie, a fait défaut à celle que nous combattons. En effet, l'échec complet des alcalins administrés dans des types d'eczémas attribués à l'arthritisme, est venu donner un dernier appoint aux objections que nous avions adressées à cette doctrine et confirmer notre opinion.

En résumé, nous refusons toute vertu curative aux alcalins pris à l'intérieur dans l'eczéma, sauf quelques cas exceptionnels dont nous venons de parler, mais alors, nous le répétons, cette médication ne s'adresse directement qu'à une complication de la maladie principale et ne modifie celle-ci d'une manière favorable qu'en rendant à l'organisme sa liberté d'action, pour réagir, par ses forces naturelles, contre l'élément morbide, en permettant à la médication véritablement antidartreuse de développer sa puissance curative dans les meilleures conditions physiologiques possibles.

M. Devergie considère la teinture de cantharide comme un véritable spécifique dans quelques formes d'eczéma. Nous ne pouvons partager cet enthousiasme pour une substance que nous ne connaissons que par les insuccès qu'elle nous a fournis.

Nous avons fini l'exposition des modificateurs généraux réellement actifs et le plus habituellement employés. Nous croyons inutile d'énumérer une foule d'autres médicaments parfaitement inertes.

Nous signalerons seulement à l'attention des lecteurs, et dans l'unique but de les prémunir contre leur emploi, certaines substances dont le charlatanisme et quelques médecins font trop souvent usage, et qui, loin de guérir l'eczéma, l'aggravent le plus ordinairement et l'entretiennent. Tels sont une foule de tisanes et de sirops rafraîchissants et dépuratifs, restes des formules plus ou moins compliquées d'autrefois et dont certains charlatans disaient avoir le secret.

Nous en dirons autant de l'iodure de potassium que quelques médecins prescrivent, sans discernement et d'une manière abusive, mais dont l'effet constant et inévitable est d'augmenter l'intensité de l'éruption eczémateuse et de favoriser singulièrement son extension.

Avant de clore cette liste de médicaments inutiles ou dangereux, nous devons mentionner l'hydrocotyle asiatique, médicament tout à fait nouveau et dont la réputation éphémère est bien propre à nous montrer dans quelle illusion l'attrait de la nouveauté et souvent une idée préconçue peuvent entraîner même des esprits sérieux. M. Hillairet et, après lui, MM. Devergie et Cazenave ont les premiers administré et préconisé cette substance ; d'autres observateurs ont renouvelé ces essais, mais les résultats n'ont nullement répondu aux espérances que les succès obtenus par les premiers expérimentateurs avaient fait concevoir, et aujourd'hui tous les médecins et M. Hillairet lui-même sont revenus de ce premier engouement et sont unanimes à reconnaître la complète inertie de ce médicament.

Les modificateurs généraux que nous venons de passer en revue forment la partie la plus importante et essentielle de la thérapeutique de l'eczéma, et le plus souvent ils suffisent, par leur seule intervention, pour guérir la maladie. Sans ces précieux agents tous les autres n'ont qu'une action incertaine et fugitive. Cependant, malgré leur rôle majeur de modificateurs généraux, il existe une autre classe de médicaments qui comprend la liste nombreuse des modificateurs locaux, dont l'action, quoique accessoire, n'est point à dédaigner et peut donner à la médication générale un appui réel, lorsque ces deux ordres de moyens sont habilement combinés.

Pendant longtemps les topiques ont été sinon la seule, au moins la principale médication employée contre l'eczéma. Or, par le fait de leur intervention presque exclusive, sans parler de leur composition bizarre, ils ont dû donner lieu à d'étranges abus ; mais aujourd'hui que leur composition est simplifiée et que leur application est soumise à des règles plus régulières et plus rationnelles, ils peuvent être d'un très-grand secours entre les mains d'un médecin expérimenté.

Nous répéterons ici, mais avec plus d'insistance, ce que nous avons déjà dit au début de ce chapitre sur le danger des topiques à la première période, sauf certaines poudres inertes et absorbantes et quelques lotions émollientes, car ce danger est encore plus grand quand il s'agit de pommades toujours plus ou moins irritantes. Ce n'est qu'à la fin de la seconde période, et surtout pendant la dernière phase de la maladie, que ces agents thérapeutiques peuvent être réellement utiles.

Les topiques qu'on emploie dans l'eczéma peuvent être divisés en deux classes : les pommades et les bains. Les pommades les plus usitées sont celles à base de mercure, celles à base de soufre et enfin les pommades à l'huile de cade.

Le mercure et le soufre entrent dans la plupart des arcanes dont les charlatans disent posséder seuls le secret et qui se débitent impudemment, au grand détriment des malades, sur les places publiques et même dans certaines officines patentées. Mais, outre le mode divers d'application, il y a sous le rapport de la composition cette différence capitale entre ces remèdes et ceux que nous prescrivons, que dans les premiers les substances actives y sont prodiguées sans réserve et presque au hasard, tandis que dans les préparations dont nous faisons usage le mercure est dans la proportion de 5 à 40 centigrammes pour 20 à 25 grammes d'excipient, et le soufre dans celle de un soixantième ou de un quatre-vingtième.

Voici les formules que nous donnons le plus ordinairement.

1° Pommade au calomel :

Axonge.................	30 gr.
Calomel.................	20 ou 50 centigr.

2° Pommade au deutochlorure de mercure :

Axonge	30 gr.
Deutochlorure d'hydrargyre.	5 à 10 centigr.

3° Pommade au protonitrate :

Axonge	30 gr.
Protonitrate d'hydrargyre...	5 ou 10 centigr.

4° Pommade à l'onguent citrin :

Axonge	30 gr.
Onguent citrin	2, 3, 4 ou 5 gr.

Les pommades à base de soufre que nous ordonnons le plus ordinairement sont faites d'après la formule suivante :

Fleur de soufre	30 à 50 centigr.
Excipient	30 gr.

Dans quelques cas, rares il est vrai, on emploie l'huile de cade unie à l'axonge et surtout à la glycérine et à l'amidon qui varie du cinquième au vingtième de son poids de la pommade formulée.

Dans une seconde classe de topiques nous avons placé les bains, qui doivent être émollients dans le premier et le second degré de la maladie et légèrement excitants au troisième. Dans cette dernière période, on prescrit en général des bains sulfureux dont on gradue, à volonté et suivant l'ancienneté et l'intensité de la maladie, la dose de sulfuration. Dans la pratique nosocomiale et dans la clientèle, chez les malades de la classe moyenne auxquels leurs faibles ressources et les exigences de leur position ne permettent pas de se déplacer et de bénéficier des avantages inappréciables de nos stations thermales, les eaux minérales artificielles constituent toute la médication hydrothérapique de l'eczéma. Mais, malgré leur infériorité réelle à l'égard des premières, elles n'en sont pas moins utiles et même suffisantes, quand elles sont administrées avec persévérance et d'une manière convenable, pour procurer la guérison de la maladie.

Dans quelques cas exceptionnels nous prescrivons aussi les bains alcalins, mais de même que les bains sulfureux, leur administration doit être surveillée attentivement.

A titre d'adjuvants des agents thérapeutiques que nous venons de passer en revue, nous devons parler maintenant des eaux minérales. L'emploi de ce moyen précieux exige de la part du médecin une grande habitude et une grande sagacité : la forme de la maladie, son degré d'ancienneté, le tempérament du sujet, les causes de l'éruption, sont autant de circonstances qu'on devra interroger avec soin et dont on devra tenir un compte scrupuleux si l'on veut éviter des mécomptes regrettables et des déviations thérapeutiques souvent funestes aux malades.

Il ne faut pas oublier d'abord que l'emploi des eaux minérales est toujours contre-indiqué dans la première et même au début de la seconde période, à cause de leur action trop irritante qui ne ferait qu'ajouter à l'acuité caractéristique de cette phase de la maladie, à moins toutefois qu'on n'ait recours à des eaux purgatives qu'on administre en boissons, telles que les eaux de Hombourg, de Kissingen, de Marienbad, de Niederbroon et de Pulna; mais comme ces eaux peuvent être transportées sans subir la moindre altération, et qu'elles sont tout aussi efficaces prises à domicile qu'à la source même, et que d'un autre côté elles peuvent être avantageusement remplacées par d'autres purgatifs, nous croyons qu'il est fort inutile de déplacer les malades pour leur faire subir cette médication.

C'est à la fin de la seconde et à la troisième période, alors que la maladie est caractérisée par un mélange de croûtes et de squames, que les eaux minérales trouvent leur indication pour hâter ou consolider la guérison, et encore doivent-elles être employées, surtout au début, avec une extrême discrétion et beaucoup de ménagement. Ainsi les eaux trop sulfureuses, comme celles d'Enghien, de Baréges ou de Bagnères-de-Luchon, ou d'une température trop élevée comme à Aix en Savoie, auraient pour conséquence presque certaine de déterminer une nouvelle explosion eczémateuse, peut-être plus intense que la première, de généraliser la maladie et d'ajourner quelquefois à une époque indéterminée une guérison qui était près de se réaliser. A cette époque de l'eczéma, et pour commencer la médication thermale, nous accordons la préférence aux eaux de Saint-Gervais en Savoie; leur température peu élevée, leur action à la fois purgative et diurétique, leur légère sulfuration, leur donnent une prééminence incontestable sur les autres sources thermales, non-seulement dans cette phase moyenne de la maladie, mais aussi dans quelques formes particulières d'eczéma caractérisées par des poussées successives et une tendance manifeste à la chronicité, et enfin chez certains sujets à tempérament nerveux et irritable. Leur action sédative a d'autant plus de prix chez les malades de cette dernière catégorie que l'emploi de eaux chaudes et sulfureuses ne fait qu'aggraver l'éruption et développer les accidents inflammatoires. Après les eaux de Saint-Gervais nous placerons les eaux de Molitg, près de Prades, dans le département des Pyrénées-Orientales; elles sont également peu sulfureuses et d'une température peu élevée, 26 à 28° Réaumur. La quantité notable de glairine qu'elles contiennent les rend onctueuses au toucher et leur donne une efficacité incontestable dans l'eczéma qui présente encore un certain degré d'acuité.

A la fin de la troisième période, lorsque la maladie n'est plus constituée que par des squames qui se perpétuent d'une manière indéfinie, et surtout lorsqu'elle revêt la forme de pityriasis, les eaux sulfureuses de Baréges, de Bagnères-de-Luchon, d'Aix, de Schinznach, d'Aix-la-Chapelle, du Vernet, d'Enghien, que nous avions proscrites à la seconde période, trouvent leur application. Mais nous ne saurions trop insister sur le conseil que nous avons déjà donné de ne prescrire ces eaux qu'avec certains ménagements, lorsque toute trace d'inflammation cutanée a disparu. Nous conseillerons les mêmes sources, auxquelles nous ajouterons les Eaux-Bonnes et les eaux de Cauterets, dans ces variétés d'angine granuleuse, de bronchite et d'asthme dont l'origine dartreuse est hors de doute.

Nous avons dit ce que nous pensions de la prépondérance que M. Bazin accorde au tempérament dans l'eczéma; mais, tout en rejetant cette théorie exclusive, nous avons reconnu que le tempérament imprime ordinairement aux caractères extérieurs de la maladie un cachet spécial qui nécessite souvent quelque particularité dans le traitement. Ainsi, chez les sujets scrofuleux et lymphatiques, l'association de la scrofule et de l'eczéma, à forme habituellement impétigineuse et chronique, réclame l'emploi des eaux fortement sulfureuses, et surtout de la source de l'Uriage, dont les eaux alcalines sulfureuses et très-minéralisées donnent des succès quelquefois inespérés.

Dans d'autres formes d'eczéma chronique et d'une ténacité exceptionnelle, et caractérisées par des récidives fréquentes et une modification profonde de la peau, nous conseillerons les eaux de Loèche dans le Valais, en Suisse. Ces bains doivent être de quatre à cinq heures, si l'on veut obtenir un effet marqué. Ils agissent en provoquant des éruptions artificielles et par conséquent une inflammation substitutive. Beaucoup de malades trouveront dans cette station une guérison qu'ils avaient inutilement demandée ailleurs.

Les eaux purement alcalines de Kreuznach, de Salins et de Nauheim n'ont jamais été d'aucune utilité dans l'eczéma, et, dans les cas de prétendue guérison qu'on leur a attribuée, il s'agissait simplement de manifestations scrofuleuses dans lesquelles l'éruption eczémateuse était accidentelle et secondaire.

Cette proscription des eaux alcalines s'applique avec d'autant plus de raison et de logique aux bains de mer, dont l'action trop irritante, qui leur est commune avec les eaux alcalines, est encore aggravée par l'air vif et le régime habituel de ces parages, qui sont en contradiction formelle avec l'hygiène conseillée dans cette maladie.

Enfin, pour compléter le chapitre de la thérapeutique de l'eczéma, nous devons parler d'une autre partie également importante, de la diététique, qui non-seulement est un accompagnement obligé de la médication, quelle qu'elle soit, mais dont les prescriptions, parfois rigoureuses, doivent être scrupuleusement observées, sinon toute la vie, au moins longtemps après la disparition de toute manifestation cutanée et la cessation de tout traitement, si l'on veut maintenir les malades à l'abri des récidives. Elle consiste en effet dans l'éloignement des causes déterminantes de la maladie que nous avons longuement énumérées et que nous résumerons en quelques mots. Ainsi les malades se soumettront à un régime alimentaire spécial et ils éviteront les mets épicés, les viandes faisandées, le porc, la charcuterie, les aliments trop fortement azotés, les boissons excitantes : vins généreux, café, eaux-de-vie, liqueurs, etc. ; les coquillages, les poissons et les fruits indigestes ; mais, avant tout, les excès de tout genre, de table, de travail ; les préoccupations morales vives, les fatigues physiques, enfin ils renonceront, si c'est possible, aux professions que nous avons signalées comme prédisposant le plus aux éruptions eczémateuses.

Tel est l'ensemble des moyens employés pour combattre avec succès l'eczéma et des conditions propres à éloigner les récidives. Mais « quel est en résumé le mode d'action de tous ces agents si divers dans leur nature et leur application ? Nous n'en savons encore rien. Guérissent-ils la dartre ? Nous ne le croyons pas. Agissent-ils uniquement contre les manifestations de la diathèse sans modifier la maladie constitutionnelle ? C'est plus probable, et cette hypothèse nous expliquerait la réapparition successive des phénomènes morbides, puis leur disparition sous l'influence du traitement, sans que leur cause immédiate en soit en rien altérée. En un mot, de même que le mercure et l'iode suppriment les manifestations de la syphilis sans guérir le principe qui les a engendrées, le soufre et l'arsenic ne combattent-ils point les diverses expressions de l'herpétisme sans jamais atteindre ni détruire la diathèse qui les domine » ? (1).

(1) *Leçons sur les affections cutanées dartreuses* professées à l'hôpital Saint-Louis pendant le trimestre d'été de 1861, par le docteur Hardy, rédigées et publiées par le docteur Pihan-Dufailly.

CHAPITRE IV

LICHEN

Le lichen nous a toujours paru la manifestation dartreuse la plus voisine de l'eczéma, et s'en rapprochant autant par les caractères extérieurs et la marche de l'éruption que par les indications thérapeutiques. Toutefois, malgré cette étroite ressemblance, nous avons cru, dans les éditions précédentes, devoir considérer ces deux affections comme espèces distinctes et consacrer à chacune d'elles un chapitre spécial. Depuis, les faits qui se sont présentés à notre observation ont dissipé les doutes qui nous restaient encore et ont confirmé notre opinion. Aujourd'hui le lichen, ainsi que le pityriasis général, n'est plus pour nous, dans la grande majorité des cas, qu'une forme de l'eczéma; ce n'est pas, sans doute, une variété de cette affection à l'égal de l'impétigo, mais il se rattache à l'expression type de l'herpétisme par des liens trop nombreux et trop intimes pour l'en distraire complétement. Néanmoins, en raison de la nuance plus accentuée que celle des autres manières d'être de l'éruption eczémateuse, et en même temps pour conserver le plan que nous avons adopté précédemment, nous allons donner une description à part de cette nouvelle espèce d'eczéma et en faire un chapitre particulier qui ne sera en conséquence qu'un complément du précédent. Nous aurons soin de faire ressortir les points de similitude qui réunissent l'espèce et le genre et qui légitiment le rapprochement qui est dans la nature des choses et que nous avons jugé à propos d'opérer.

Le mot *lichen* est très-ancien : nous le trouvons dans Hippocrate, Galien, Celse, Aétius, mais il ne faut pas oublier que dans les anciens auteurs il avait, comme tous les mots destinés à désigner les maladies de la peau, un sens très-vague et très-mal déterminé. Dans les ouvrages des médecins du moyen âge on retrouve encore le même mot, mais aussi mal défini que dans les écrits de leurs prédécesseurs. Willan et Bateman eurent le mérite de lui donner, les premiers, un sens plus exact, plus rigoureux et plus précis, en l'employant pour désigner une éruption de petites papules agglomérées. Ces auteurs considèrent donc le lichen comme une éruption papuleuse ; Alibert le place dans la classe des affections scabieuses sous la dénomination de *prurigo lichénoïde* ou *furfurant*. Pour nous, nous venons de dire le rang que nous lui avons assigné dans le cadre nosologique.

Nous définirons le lichen une affection eczémateuse présentant trois caractères fondamentaux : rudesse de la peau, épaississement de cette membrane et augmentation de ses rides. Mais, remarquez-le bien, ces trois altérations pathognomoniques du lichen sont loin d'être toujours primitives et de constituer les phénomènes objectifs du début. La période initiale au contraire est presque toujours caractérisée, d'abord par une rougeur plus ou moins vive de la portion du tégument externe sur laquelle se fera bientôt une éruption papuleuse. Ce n'est que plus tard, à la suite de différentes transformations successives, dans le lichen confirmé et invétéré, que la peau présente ces altérations profondes qui forment le cachet de la maladie. Ainsi donc aux trois signes caractéristiques que nous avons indiqués, il faut en joindre un quatrième non moins constant que les premiers : l'éruption papuleuse, mais qui précède toujours ceux-ci dans leur ordre d'évolution.

Tous les symptômes que nous allons maintenant exposer et tous les détails dans lesquels nous allons entrer vont se rattacher à ces quatre lésions pathologiques principales et n'en seront, pour ainsi dire, que la paraphrase.

Lorsque la maladie débute, on voit ordinairement apparaître sur un fond rouge une éruption de petites papules acuminées, pleines, agminées et quelquefois tellement rapprochées les unes des autres, qu'elles forment des plaques hérissées, rugueuses et inégales. A ces papules se trouvent très-souvent mélangées des vésicules et même des vésico-pustules, et la présence de ces lésions élémentaires propres à l'eczéma, à côté des papules, est déjà une grande présomption en faveur de l'identité de nature des deux affections. Bientôt ces altérations anatomiques disparaissent elles-mêmes pour faire place à d'autres d'un aspect différent ; sous l'influence du prurit qui accompagne l'éruption, le frottement et le grattage déterminent la déchirure de toutes ces éminences papuleuses et vésiculeuses ; on voit alors suinter, du fond des érosions qui en résultent, un liquide séreux, parfois sanguinolent et doué de toutes les propriétés de la sérosité de l'eczéma ordinaire. Aussi, comme cette dernière sécrétion pathologique, il se convertit rapidement en croûtes petites, minces, sèches et d'une coloration grise ou noire, lorsque l'éruption primitive est exclusivement papuleuse, plus larges, plus molles et d'une teinte plus jaune, se rapprochant en un mot davantage des concrétions eczémateuses, lorsqu'il y a association de vésicules et de vésico-pustules à l'éruption papuleuse. La ressemblance entre ces produits pathologiques et ceux de l'eczéma est donc aussi parfaite que possible. La seule différence qu'on puisse trouver dans ceux qui succèdent à l'éruption papuleuse n'est-elle pas suffisamment expliquée par la petite quantité du suintement séreux qui ne peut, en conséquence, fournir que des croûtes petites et minces, et par la présence de quelques gouttelettes de sang qui leur communiquent cette coloration particulière ; du reste ce dernier caractère ne leur est pas exclusif, puisque nous l'avons déjà constaté sur une plus grande échelle dans l'eczéma impétigineux ? Peu à peu les croûtes se détachent, pour se renouveler et tomber encore jusqu'à ce qu'une dernière série de concrétions laissent voir à nu, après leur chute, la peau avec sa triple altération caractéristique de rudesse, d'épaississement et d'exagération de ses rides qui peut aller jusqu'aux crevasses et aux rhagades et donne alors aux parties affectées quelque ressemblance avec les hachures de certains dessins. Cette altération profonde dans le tissu de la peau et que nous considérons comme le signe spécial du lichen type, s'observe également dans l'eczéma ordinaire chronique, et le plus ordinairement il est impossible, si l'on ne remonte pas aux antécédents, d'affirmer, à première vue, si elle est la conquence des phénomènes que nous venons de décrire ou bien un mode de terminaison de l'eczéma chronique.

Nous avons déjà parlé du prurit qui provoquait le grattage. Le lichen, en effet, en sa qualité d'affection dartreuse et particulièrement d'éruption eczémateuse, présente ce phénomène à un degré peut-être plus développé que la plupart des autres formes de l'eczéma. Dans quelques cas il précède la maladie et souvent il persiste quelque temps après elle. Ces démangeaisons s'accompagnent de chaleur et de cuisson. Elles sont parfois atroces, et le besoin de se gratter est d'autant plus impérieux que les frictions et le grattage s'accompagnent d'une certaine sensation de jouissance et sont souvent suivis de quelques moments de répit. Ces sensations morbides s'exaspèrent particulièrement le soir et la nuit.

Ordinairement le lichen ne présente pas de phénomènes généraux et la plupart des sujets atteints de cette maladie présentent tous les attributs d'une santé parfaite, sauf dans quelques circonstances exceptionnelles ; d'abord, au début, il peut y avoir un peu de malaise, de céphalalgie, d'inappétence et un léger mouvement fébrile, mais tout cet appareil de symptômes se dissipe au bout de quelques jours ; d'autres fois les démangeaisons sont tellement vives qu'elles privent complétement les malades de sommeil et, quand ces insomnies se prolongent, elles ne tardent pas à déterminer un affaiblissement progressif, une maigreur considérable et des troubles de la digestion, en un mot tous les accidents de la gastralgie ; mais il faut avouer que la fréquence et la valeur séméiotique de cette dernière affection dans le lichen ont été singulièrement exagérées. En effet, M. Devergie et d'autres, frappés de la coïncidence de la gastralgie avec le lichen, se sont laissé entraîner à une fausse induction, en rapportant à la maladie cutanée ce qui le plus souvent n'était que la conséquence d'un tempérament nerveux qui est le terrain le plus convenable au développement du lichen.

Une autre particularité de l'eczéma lichénoïde est d'être souvent limité à un espace restreint, mais quelquefois aussi, comme l'eczéma ordinaire, il tend à envahir et à gagner chaque jour de nouvelles surfaces, il peut occuper tout le corps. Toutes les régions de la peau sont susceptibles d'en être atteintes. Cependant la maladie semble avoir quelques points d'élection telles que la partie postérieure et latérale du cou, la face antérieure des cuisses et des mains. C'est surtout aux mains que vous verrez les crevasses et les rhagades dont nous avons parlé. Le lichen s'observe encore assez souvent aux extrémités inférieures, aux cuisses, au dos, aux pieds et aux parties génitales, où il constitue une variété importante. On l'observe rarement sur le cuir chevelu, surtout lorsqu'il n'est pas dénudé.

Siége anatomique. — Quel est le siége anatomique du lichen ? M. Cazenave prétend que le lichen est l'inflammation des papilles nerveuses de la peau, et il appuie son opinion sur l'existence des démangeaisons atroces que nous avons signalées et qui semblent, en effet, annoncer une grande perturbation nerveuse. M. Cazenave donne-t-il une preuve anatomique du fait qu'il avance ? Nullement. C'est donc une hypothèse qui ne repose sur aucune base solide. D'abord le lichen est-il la seule maladie de la peau qui présente des démangeaisons ? Le prurit n'est-il pas un accident commun à toutes les manifestations dartreuses ? De plus, les données anatomiques ne sont-elles pas en opposition formelle avec la théorie que nous combattons? Les papilles nerveuses de la peau sont, en effet, très-nombreuses et très-développées dans certaines régions telles que les régions plantaires et palmaires, et cependant ces surfaces sont loin d'être les siéges d'élection de la maladie qui nous occupe. Enfin les papilles nerveuses de la peau affectent une forme déterminée et régulière, une disposition particulière qu'on n'observe jamais dans les plaques lichénoïdes. D'ailleurs, dans le lichen il n'y a pas seulement des papules, il y a aussi de la sécheresse, de l'épaississement de la peau et de l'exagération de ses rides, dont la théorie de M. Cazenave ne saurait nous donner une explication suffisante. Pour nous, le rang que nous venons d'assigner au lichen dans la classification dartreuse, et l'étroite similitude que nous avons admise et démontrée entre cette affection et l'eczéma, nous dispensent de lui chercher une localisation anatomique en dehors de celle de l'eczéma, c'est-à-dire des parties profondes de l'épiderme et du corps muqueux. Cette multiplicité d'éléments atteints nous donnent la clef des différents phénomènes que nous offre cette maladie.

Le lichen n'est pas toujours semblable à lui-même : il présente des variétés moins nombreuses que celles admises par Biett et son école, et que nous réduirons aux principales : 1° lichen simple ; 2° lichen circonscrit ; 3° lichen agrius ; 4° lichen invétéré ; 5° lichen hypertrophique.

1° *Lichen simple.* — Le lichen simple n'est autre chose que l'affection que nous venons de décrire avec quelque degré de moins dans l'intensité des phénomènes. La maladie apparaît surtout à l'époque des premiers froids et pendant l'hiver, et semble déterminée, dans un grand nombre de cas, par le premier contact des étoffes de laine; elle se développe surtout sur le dos de la main, à la face externe des avant-bras et des cuisses et aux parties latérales du cou. Elle est caractérisée par une éruption de papules de couleur rouge, petites et confluentes, peu saillantes et ayant peu de tendance à s'excorier. Au bout de quelques jours elles se couvrent de petites squames sèches et d'une teinte brune, mais, comme il y a presque toujours quelques vésicules mélangées aux papules, vous trouverez à côté de ces légères concrétions des croûtes d'eczéma ordinaire parfaitement caractérisée. Après la chute de ces produits pathologiques se présentent la rudesse et les rides exagérées des surfaces malades. Les démangeaisons sont assez vives, mais, en général, pas autant que dans d'autres variétés dont nous allons parler, et presque jamais elles ne causent ces insomnies pénibles que nous avons signalées souvent comme une véritable complication de la maladie.

Le lichen simple parcourt toutes ses phases dans l'espace d'un à sept ou huit septénaires, et cède facilement à un traitement convenable. La peau reprend graduellement son état naturel. Souvent la place occupée par le lichen est marquée, après la disparition de la maladie, par une tache pigmentaire qui peut persister longtemps, mais qui finit toujours par disparaître. Il ne faut pas oublier que la récidive est très-facile et par conséquent très-fréquente, et qu'il est toujours utile de prolonger le traitement plusieurs semaines après la guérison.

2° *Lichen circonscrit.* — Le lichen circonscrit est caractérisé par des plaques arrondies à limites parfaitement arrêtées et de la grandeur d'une pièce de cinq francs au plus. Ces plaques occupent ordinairement la partie externe des avant-bras. Il est rare de n'en rencontrer qu'une seule ; ordinairement elles sont multiples. Elles sont couvertes de petites papules très-rapprochées, au point de se toucher et de se confondre par leur base, et sont fréquemment mélangées de vésicules eczémateuses. Ces éminences acuminées papuleuses ou vésiculeuses ne tardent pas à être rompues par le grattage ou à s'affaisser spontanément et à être remplacées par des squames qui suivent la même évolution et les mêmes transformations que nous avons signalées dans la description du lichen en général et de l'eczéma.

Nous devons mentionner encore une autre disposition très-curieuse du lichen circonscrit, c'est la forme circinée qui se retrouve dans plusieurs autres manifestations dartreuses. Dans cette sous-variété du lichen circonscrit, le centre de la plaque se guérit avant la périphérie, de sorte que si l'on n'a pas assisté au début de l'affection et si on ne l'a pas suivie dans toutes ses phases, on pourrait très-bien, au premier abord, la prendre pour un herpès.

3° *Lichen agrius.* — Le lichen agrius est le lichen aigu ; c'est aussi la forme qui se rapproche le plus de l'eczéma ordinaire. Ce qui constitue en effet le caractère essentiel et fondamental de l'affection, c'est le mélange constant de l'éruption papuleuse avec l'éruption vésiculeuse ou vésico-pustuleuse, et cette association de caractères est permanente et persiste jusqu'à la fin de la maladie. Cette variété débute ordinairement par une sensation de chaleur et de cuisson ; la peau devient rouge, et bientôt sur cette rougeur apparaît l'éruption caractéristique papulo-vésiculeuse. Le grattage et la rupture de ces petites saillies ne tardent pas à transformer les surfaces malades en plaques parsemées d'une foule de petites ulcérations qui sécrètent une quantité variable d'un liquide visqueux, concrescible, rapidement converti en croûtes dont maintenant nous connaissons parfaitement tous les caractères et les modifications successives ; plus tard, enfin, viennent les squames dont les chutes et les reproductions ne diffèrent en rien de la desquamation eczémateuse.

La marche du lichen agrius est rapide et l'amélioration survient assez promptement ; mais il faut ajouter que les recrudescences sont fréquentes et impriment à la maladie un caractère de chronicité qu'on n'avait pas soupçonné au début. Les papules et les vésicules se reproduisent, s'excorient de nouveau, et la maladie, après une disparition de quelques jours, revient avec ses caractères primitifs. Il y a en même temps, comme à l'origine, sécheresse, rudesse et épaississement de la peau malade. Il faut quelquefois trois ou quatre mois avant que la guérison soit définitive.

4° *Lichen invétéré.* — L'épithète que nous donnons à cette quatrième forme du lichen suffit pour la définir. Elle peut être considérée comme le type des éruptions lichénoïdes et comme l'opposé du lichen simple. Le lichen invétéré présente en effet tous les caractères de la maladie à leur plus haut degré de développement. Un autre caractère de cette éruption, c'est sa ténacité et sa résistance exceptionnelle à toute espèce de traitement. Les phénomènes du début ont, comme dans les autres formes de la maladie, une courte durée, et ils font rapidement place à d'autres plus significatifs et plus persistants : l'épaississement de la peau, qui est tel quelquefois qu'il est impossible de la pincer ni de la faire mouvoir sur les tissus sous-jacents ; la rudesse de cette membrane et l'augmentation de ses rides, qui lui donnent dans quelques cas l'apparence de l'enveloppe tégumentaire de certains pachydermes. Lorsque la peau est arrivée à ce degré de transformation, elle se recouvre de lamelles épidermiques qui simulent au premier aspect le psoriasis, et constituent un autre caractère dominant de la maladie arrivée à sa dernière phase. A cette époque, des poussées fréquentes d'eczéma impétigineux viennent associer leurs produits pathologiques et leurs caractères spéciaux à ceux que nous venons de décrire, et augmenter encore l'irritation déjà existante.

Le lichen invétéré est très-rebelle, il se prolonge pendant des années, quelquefois même toute la vie, avec des alternatives de mieux et d'exacerbation, surtout lorsque des éruptions impétigineuses, conséquence ordinaire d'une imprudence ou d'un écart de régime, viennent attester le réveil de la diathèse et éterniser sa manifestation.

5° *Lichen hypertrophique.* — Cette forme est très-rare et n'a pas encore été décrite. Elle est caractérisée par de véritables végétations fongueuses, exulcérées, en forme de choux-fleurs ; par des masses aplaties végétantes ou des tubercules mous, pédiculés. Au premier abord, on serait fort embarrassé de rattacher cette affection au lichen, si, en remontant des végétations plus volumineuses à celles qui ont déjà disparu, et en suivant la transformation graduelle et imperceptible des tumeurs les plus saillantes aux taches pigmentaires, on ne rencontrait, entre ces deux états pathologiques les plus opposés, des plaques de lichen type qui démontrent d'une manière irréfutable la véritable nature de la maladie et servent de lien entre ces deux extrêmes. Notons aussi les poussées eczémateuses fréquentes, qui viennent fournir encore un nouvel appoint à cette opinion et dissiper toute espèce d'hésitation.

Il existe encore de nombreuses variétés de lichen que l'école anatomique a admises trop gratuitement et que nous n'avons nullement acceptées comme légitimes. Nous ne ferons que les mentionner, en indiquant très-brièvement leurs principaux caractères distinctifs.

Lichen urticatus. — Le lichen urticatus n'est pas du lichen proprement dit, c'est plutôt un érythème accompagné de strophulus ou une espèce d'urticaire. Il est caractérisé par de larges plaques rouges accompagnées de démangeaisons ; souvent ces plaques disparaissent au bout de quelques heures pour revenir quelque temps après, absolument comme dans l'urticaire.

Lichen gyratus. — C'est une variété très-peu importante, fondée exclusivement sur la disposition topographique de l'éruption lichénoïde, qui forme des bandes irrégulières au lieu de constituer des plaques.

Lichen tropicus. — C'est une espèce d'érythème mêlé d'urticaire, et qui ne s'observe que dans les pays chauds ; cette affection, par conséquent, est étrangère à notre pays.

Lichen lividus. — Cette variété, qui paraît également peu importante, semble due à la coïncidence d'un état cachectique avec une éruption lichénoïde. Les papules, au lieu d'être rouges, sont violacées, et il existe des phénomènes généraux d'adynamie.

Lichen podicis. — La dernière variété qui nous reste à mentionner est le *lichen podicis*, appelé encore *prurigo podicis*, qui affecte exclusivement le périnée. Elle est caractérisée particulièrement par un épaississement de la peau et une exagération de ses plis qui rappellent ces hachures de dessin dont nous avons déjà parlé. Il y a en même temps des démangeaisons atroces. C'est à cette variété que nous rattachons le lichen des parties génitales chez la femme ; cette variété aussi se complique fréquemment d'éruption d'eczéma ordinaire.

Marche, terminaison. — En sa qualité d'affection eczémateuse, le lichen a une marche essentiellement chronique. Une fois développée, cette éruption présente souvent des recrudescences, et quand elle guérit, elle récidive facilement. Comme dans l'eczéma ordinaire, au moment où l'on croit toucher à la fin de la maladie, survient une nouvelle poussée qui la prolonge, et plusieurs poussées peuvent ainsi se succéder avant que la peau ait repris son aspect normal et sa souplesse habituelle. Lorsque la guérison est obtenue, il faut encore une grande réserve de la part du médecin et une prudence extrême chez le malade, car souvent la réapparition du mal est imminente et n'attend qu'une cause occasionnelle pour se produire. Du reste, nous ne pourrions à ce sujet que répéter ce que nous avons déjà dit au sujet de l'eczéma. Nous devons encore signaler une certaine rudesse et un épaississement de la peau et une coloration brune particulière des parties affectées, qui persistent quelquefois longtemps après la disparition de tous les autres phénomènes, et doivent imposer une grande circonspection au médecin.

Diagnostic. — Si on veut se baser, pour poser le diagnostic de cette affection sur l'existence des papules, on y arrivera difficilement, attendu que ces lésions élémentaires sont fugitives et qu'on peut rarement les constater, et que d'un autre côté elles existent rarement seules sans mélanges d'autres altérations d'un aspect différent. Les meilleurs caractères pour reconnaître cette maladie sont la sécheresse et l'épaississement de la peau et l'exagération de ses plis, altérations qui ne font jamais défaut, mais qui ne sont pas toujours apparents au début.

Les affections qui peuvent simuler le lichen sont : le prurigo, le psoriasis et l'herpès circiné.

Le prurigo peut être distingué facilement du lichen par la grosseur de ses papules, en général disséminées et isolées et non réunies en plaques; par la souplesse et l'aspect uni de la peau, qui ne présente ni épaississement ni rudesse; enfin, par les croûtes mêmes qui recouvrent les éminences papuleuses excoriées, et qui sont noires et formées par du sang concrété, et non grises et dues, comme dans le lichen, à un mélange de sang et de liquide séreux et plastique.

Le psoriasis ressemble quelquefois au lichen circonscrit. Ce n'est point alors dans le point même ou siége de la maladie qu'il faut aller chercher les signes diagnostiques, mais dans le voisinage et sur d'autres points de la surface du corps. Comme le psoriasis a son siége d'élection aux coudes et aux genoux, ce sont ces régions qu'on devra examiner le plus attentivement. Si elles sont saines, il y a de grandes présomptions en faveur du lichen, et dans le cas contraire on peut, sans crainte de se tromper, diagnostiquer un psoriasis. Mais, en l'absence de ces conditions de localisation, on trouvera à l'aide d'un examen attentif, dans l'ensemble de l'affection, dans ses antécédents, d'autres caractères différentiels d'une valeur également importante.

L'herpès circiné a une très-grande ressemblance extérieure avec le lichen circonscrit, et souvent il est difficile d'établir le diagnostic. Cependant il faut se rappeler que dans le lichen la forme circulaire n'est jamais aussi nette et aussi bien accusée que dans l'herpès. De plus, dans cette dernière affection les squames sont bien plus molles, bien moins épaisses, et le cercle a une grande tendance à s'élargir et à s'étendre au delà de son rayon primitif. A défaut de ces signes, on peut en invoquer un autre : dans l'herpès circiné, qui est une maladie parasitaire, il y a un parasite végétal, un cryptogame que le microscope vous fera découvrir facilement.

Un dernier mot pour terminer ce qui se rapporte au diagnostic du lichen.

Nous avons considéré cette maladie comme un genre spécial de l'eczéma. Cependant il présente avec cette dernière maladie quelque différence extérieure qu'il importe de signaler. Ainsi, qu'avons-nous au début du lichen ? Des papules, éminences pleines ; dans l'eczéma ordinaire, au contraire, des vésicules. Plus tard, lorsque les lésions élémentaires ont disparu, les produits de la sécrétion pathologique, tels que les croûtes qui recouvrent les petites ulcérations qui ont remplacé les papules du lichen ou les vésicules eczémateuses ont dans chaque éruption leurs caractères spéciaux qui les rendent toujours faciles à reconnaître ; la desquamation elle-même de la dernière période de ces deux maladies présente des différences assez tranchées et sur lesquelles nous avons suffisamment insisté pour qu'il soit inutile d'y revenir. Enfin, dans l'eczéma ordinaire la peau conserve en général sa souplesse et son épaisseur normales, et ne présente presque jamais cette rudesse et ce gonflement qui constituent le cachet de l'eczéma lichénoïde.

Pronostic. — Le lichen, comme l'eczéma ordinaire, n'est pas une maladie dangereuse; mais sa ténacité, les démangeaisons atroces qu'il occasionne et les insomnies pénibles qui en sont la conséquence, rendent quelquefois l'existence bien triste aux malades atteints de cette affection. Nous avons dit que le lichen pouvait guérir, mais nous avons signalé en même temps la fatalité en quelque sorte et la rapidité de ses récidives, surtout dans les formes invétérées.

Étiologie. — Après la fusion que nous avons faite de cette maladie avec l'eczéma, il ne nous reste presque rien à dire sur l'étiologie du lichen.

Au nombre des causes prédisposantes, nous devons nécessairement placer au premier rang cet état constitutionnel que nous avons nommé diathèse dartreuse et sans lequel toutes les autres causes seraient inertes. Au second rang, nous trouvons le tempérament nerveux, qui a une influence incontestable; nous ne disons pas que les autres tempéraments en soient toujours exempts, mais ils seront assurément moins exposés que les sujets à constitution sèche et nerveuse. Viennent ensuite les saisons; c'est particulièrement à l'approche de l'hiver et au printemps que l'on voit le lichen se manifester ou récidiver.

Les causes occasionnelles sont toutes celles de l'eczéma ordinaire : excès de table et de boisson, nourriture trop azotée et trop excitante, chagrin, émotions morales vives, refroidissements brusques, contact des agents et des substances âcres et irritantes, etc.

Certains auteurs, et à leur tête M. Devergie, admettent la contagion du lichen. Cette opinion est en opposition d'abord avec la nature dartreuse de l'affection et surtout avec les faits soumis à notre observation. Nous sommes donc obligés de la rejeter, malgré l'autorité imposante de ses défenseurs.

Traitement. — Nous répéterons ici ce que nous venons de dire au sujet de l'étiologie, c'est-à-dire que la thérapeutique est exactement la même que celle de l'eczéma, sauf quelques modifications pour répondre à certaines indications spéciales réclamées par les accidents nerveux si fréquents dans cette maladie.

Au début de l'affection, il faut employer un traitement préparatoire : les émollients généraux et locaux; il faut calmer la susceptibilité de la peau à l'aide de bains tièdes rendus émollients par l'addition de fécule, de son ou d'amidon.

Lorsque les accidents aigus sont dissipés, c'est-à-dire à la seconde et surtout à la troisième période de la maladie, on doit aborder le traitement véritable, on doit chercher à produire une modification de l'économie et de la peau. De là deux ordres de moyens : les remèdes généraux et les remèdes locaux.

Biett attribuait une très-grande vertu aux alcalins administrés à l'intérieur et à l'extérieur dans le lichen. A l'intérieur, il donnait le bicarbonate de soude en solution à la dose de 2, 3, 4 et 6 grammes par jour. Comme traitement externe, il faisait prendre des bains alcalins presque tous les jours. Cette médication alcaline préconisée par Biett a été également employée par M. Cazenave et l'est encore par M. Devergie, en conséquence, sans doute, des idées que ce médecin professe sur la gastralgie concomitante du lichen. Nous avons eu aussi recours à ce traitement et il nous a bien réussi dans certaines variétés, particulièrement dans le lichen agrius. Néanmoins, nous attachons bien peu d'importance aux alcalins donnés à l'intérieur, et nous avons plus de confiance dans les bains alcalins alternant avec les bains de vapeur, les uns et les autres modifient localement le tégument externe.

Nous y joignons ordinairement l'usage d'une tisane amère. Ces moyens nous ont réussi dans quelques cas de lichen simple et circonscrit, mais il faut qu'ils soient prolongés pendant longtemps, même après la disparition de l'éruption.

Cependant ce traitement n'est pas toujours suffisant; le plus souvent, surtout dans la forme invétérée, il faut recourir à une autre médication. M. Cazenave, d'après ses idées théoriques sur le siége anatomique de la maladie, conseille les narcotico-âcres à l'intérieur ; mais remarquez qu'en même temps que la belladone, la jusquiame et le stramonium, il emploie aussi les bains alcalins et les bains de vapeur. Les préparations narcotiques ne nous ont jamais réussi dans la forme de lichen invétéré ; ils peuvent néanmoins être des auxiliaires très-utiles, lorsqu'il existe des insomnies.

Dans le cas de lichen invétéré, il faut recourir aux modificateurs profonds de l'économie. Ces modificateurs sont les préparations arsenicales.

Les préparations arsenicales que nous employons habituellement consistent dans une solution faite d'après la formule suivante :

Eau distillée....................	250 grammes.
Acide arsénieux ou arséniate de soude.	5 ou 10 centigr.

On donne une cuillerée à bouche de cette solution tous les jours, et, au bout de quelques jours, on peut porter la dose à deux cuillerées ; on joint à cela les bains alcalins et les bains de vapeur. Ce traitement doit être continué pendant longtemps, trois ou six mois, suivant le degré de la maladie.

L'action de ces modificateurs de l'économie doit être aidée par la diététique des maladies dartreuses, qui est peut-être elle-même le modificateur le plus puissant.

Les moyens locaux qu'on emploie dans le lichen ont principalement pour but de calmer les démangeaisons. On a quelquefois réussi avec des lotions d'eau blanche ; on a conseillé le cyanure de potassium, en pommade, d'après la formule suivante :

Axonge......................	30 grammes.
Cyanure de potassium...........	5 ou 10 centigr.

On a encore employé dans le lichen circonscrit les pommades d'oxyde de zinc et de camphre :

Axonge........................	30 grammes.
Oxyde de zinc..................	4 ou 8 —
Camphre........................	2 ou 4 —

Cette pommade s'emploie matin et soir.

Dans le *lichen agrius*, on se sert quelquefois de la pommade faite avec du calomel et du tannin :

Axonge........................	30 grammes.
Calomel.......................	1 —
Tannin........................	2 ou 3 —

Enfin nous devons aussi mentionner les cautérisations avec le nitrate d'argent, dans quelques cas de lichen circonscrit.

Comme complément du traitement du lichen, nous devons encore indiquer quelques eaux minérales. Les eaux qu'on emploie ordinairement sont les eaux alcalines et les eaux sulfuro-alcalines. Les eaux alcalines sont les eaux de Vichy et de Plombières, utiles surtout dans le lichen compliqué de gastralgie. Les eaux sulfuro-alcalines sont celles de Saint-Gervais, de l'Uriage et des Pyrénées ; mais, parmi ces dernières, il en est quelques-unes que l'on doit préférer aux autres, telles sont celles de Saint-Sauveur, dans le lichen invétéré. Dans le *lichen agrius*, avec récidive fréquente, les eaux de Loèche peuvent également rendre de grands services.

CHAPITRE V

DU PSORIASIS.

Après l'eczéma, la manifestation dartreuse la plus commune est, sans contredit, le psoriasis, Cette affection paraît être la maladie désignée par les Grecs sous le nom de πσορα. Alibert l'appelait dartre lichénoïde ou herpès furfurans ; dans le vulgaire, on lui donne le nom de dartre sèche. Pour lès médecins de l'école anglaise, qui n'admettent pas l'existence de la diathèse dartreuse et n'envisagent les maladies de la peau qu'au point de vue de la lésion élémentaire, le psoriasis est rangé dans la classe des affections squameuses et n'est autre chose qu'une altération purement locale des couches les plus superficielles de la peau ; dans notre classification, qui repose sur des principes tout opposés et dont il serait superflu de discuter ici à nouveau la valeur, le psoriasis appartient aux dartres ; il en a tous les caractères et peut être considéré comme le type de la forme sèche de cette grande famille ; il est donc pour nous une expression particulière de cet état général de l'économie que nous avons appelé vice dartreux et qui se traduit, suivant les idiosyncrasies, tantôt par la vésicule de l'eczéma, tantôt par les furfures du pytyriasis, d'autres fois, par les squames stratifiées du psoriasis.

Définition. — Le psoriasis est une maladie cutanée,

caractérisée par des squames blanches, argentées, épaisses, imbriquées les unes sur les autres, très-adhérentes à la peau et recouvrant une surface tuméfiée. saillante et d'un rouge très-foncé, qui rappelle un peu la couleur cuivrée spéciale des syphilides.

Le siége anatomique du psoriasis est, sans contestation, dans l'épiderme qui devient épais et squameux, et, pour le dire en passant, on doit faire une grande différence entre l'exfoliation épidermique de quelques exanthèmes et l'état squameux du psoriasis et des dartres en général. Dans la desquamation de nature herpétique, en effet, il y a une sécrétion vicieuse de l'épiderme qui n'est pas viable : les squames se succèdent indéfiniment, jusqu'à ce qu'il se forme une couche épidermique normale et jouissant de toutes ses propriétés physiologiques. Dans les exanthèmes, au contraire (rougeole, scarlatine, érysipèle, etc.), il n'y a pas de desquamation proprement dite, il y a simple exfoliation : l'épiderme qui existait au moment de la maladie se détache et tombe, et il est remplacé par une nouvelle couche parfaitement saine et tout à fait apte à remplir ses fonctions.

Symptômes. — Le psoriasis se présente sous la forme de points ou de plaques plus ou moins étendues, avec des variétés de configuration très-nombreuses, mais quels que soient leur forme et leur mode de distribution à la surface du corps, toutes ces plaques offrent trois caractères essentiels, plus ou moins accusés, suivant le sujet et l'ancienneté de la maladie, et dont la constance rend le doute ou l'erreur presque impossible. Ces caractères sont : la disposition et la coloration spéciale des squames, la coloration rouge cuivrée de la peau et l'épaississement de cette membrane.

Les points malades font une saillie plus ou moins prononcée au-dessus du reste de la région. Ils présentent une coloration d'un rouge brun qui précède ordinairement la sécrétion squameuse et prépare en quelque sorte le terrain sur lequel celle-ci se développera. Ce n'est pas la coloration inflammatoire vive et franche, mais une couleur sombre cuivrée, rappelant si bien, comme nous l'avons déjà dit, la teinte cuivrée des syphilides, que quelques médecins se sont crus en droit d'admettre, d'après cette seule particularité, la nature syphilitique de la maladie. Dans certains cas, la ressemblance est rendue encore plus frappante par l'aspect luisant de ces surfaces rouges après la chute des squames. La rougeur caractéristique des surfaces malades n'est pas toujours visible, surtout au centre des plaques, parce qu'elle est masquée par les squames. Toutefois, nonobstant cette couche épidermique, on peut encore la constater, grâce à la transparence des squames, quand elles sont encore très-minces, ou bien à travers les fentes et les interstices qu'elles présentent, lorsqu'elles sont très-épaisses. Du reste, le plus souvent cette rougeur dépasse les squames de manière à former autour d'elles une espèce de liséré plus ou moins large. Les squames ont aussi une coloration particulière et spéciale qu'on reconnaît toujours quand on l'a observée une première fois. Elles sont d'un blanc nacré, argenté et luisant, quelquefois elles ont une teinte grise due à la poussière qui s'y trouve mélangée ou à l'emploi des topiques qu'on y a appliqués. Prises en masse et vues à une certaine distance, ces plaques ressemblent à des taches de plâtre ou à des gouttes de bougie. En général, les plaques squameuses du psoriasis d'une certaine date ne sont pas composées d'une seule couche épidermique, comme dans les squames de la troisième période de l'eczéma ou du pityriasis : elles résultent toujours de l'agrégation de nombreuses lames épidermiques superposées les unes aux autres, de sorte qu'après avoir enlevé une première couche, vous en trouverez une seconde, une troisième suivant le degré d'ancienneté de la maladie. Les premières couches squameuses sont toujours faciles à détacher, elles tombent quelquefois spontanément ou bien sous l'influence d'un léger frottement ; mais plus on se rapproche de la peau, plus les squames sont adhérentes et par conséquent difficiles à détacher. Souvent même il faut un grattage d'une certaine énergie et un certain effort pour déterminer la chute de ces lamelles profondes qui sont comme incrustées dans la peau. Cette avulsion est même quelquefois douloureuse et peut donner lieu à l'issue de quelques gouttes de sang.

Nous avons dit que les plaques du psoriasis faisaient une saillie plus ou moins prononcée au-dessus du niveau des parties saines. Ce relief est dû à un gonflement de la peau des points affectés. Dans les psoriasis anciens et qui ont récidivé plusieurs fois, cet épaississement des tissus peut devenir considérable. C'est alors qu'on voit survenir des gerçures, des fentes, de véritables rhagades, plus particulièrement dans le voisinage des jointures, lieu d'élection ordinaire du psoriasis. Ces lésions secondaires sont produites par le mouvement des articulations et peuvent être assez prononcées pour gêner le libre jeu de membres parfaitement sains d'ailleurs et les réduire à l'impuissance. Alors, suivant le siége qu'occupera le psoriasis et les parties du corps qu'il affectera, on observera de la gêne dans certaines fonctions. C'est ainsi que les mouvements de la main et la préhension des objets, les mouvements du pied et la marche deviennent difficiles, douloureux et même impossibles, lorsque la maladie occupe les régions palmaires ou plantaires. Le gonflement des parties malades disparaît en même temps que la coloration brune après la chute des squames.

Outre cette apparence spéciale du tégument externe et à côté de ces signes tangibles (squames, rougeur, épaississement de la peau, gerçures, fentes), nous devons signaler encore d'autres phénomènes pathologiques qui sont : de la cuisson et des démangeaisons peu prononcées au début de la maladie, mais qui deviennent plus vives dans les psoriasis anciens et invétérés et quelquefois même assez intenses pour empêcher les malades de dormir. Sur ce point, nous sommes en opposition formelle avec l'opinion de M. Devergie, qui nie d'une manière absolue l'existence de démangeaison dans le psoriasis, et ne l'admet que dans le psoriasis compliqué d'herpès ou d'eczéma, et qui va même jusqu'à donner l'absence de ce symptôme comme un signe diagnostique du psoriasis. Assurément, il est difficile de comprendre comment une pareille erreur a pu être commise et défendue par un observateur aussi distingué que M. Devergie : chaque jour les faits viennent infirmer cette manière de voir, surtout, nous le répétons, dans le psoriasis ancien et invétéré.

Avec le psoriasis, il est d'ordinaire de rencontrer une

santé parfaite, un accomplissement régulier de toutes les fonctions. Tout le monde sait, en effet, que le psoriasis est la dartre des personnes bien portantes, et que cette affection se développe surtout chez les sujets à tempérament sanguin, à constitution forte et vigoureuse, ayant tous les attributs d'une santé florissante. Cependant, cette règle présente quelques exceptions ; lorsque la maladie dure depuis longtemps et qu'elle atteint des personnes d'un certain âge, on remarque quelques troubles des fonctions digestives ; les malades maigrissent, leur peau se sèche de plus en plus et semble se raccourcir, pour me servir d'une expression vulgaire, mais qui rend parfaitement ma pensée. Il en résulte une faiblesse extrême et un défaut complet de résistance aux influences morbides extérieures ; aussi, survienne une maladie intercurrente un peu grave, presque toujours elle se termine d'une manière fatale.

Le psoriasis peut occuper tous les points du corps, mais il a une prédilection très-marquée pour certaines régions, particulièrement les genoux et les coudes ; c'est par là qu'il débute ordinairement, pour rayonner ensuite dans tous les sens et s'étendre aux différentes parties de l'enveloppe cutanée. Il est très-rare de voir des plaques de psoriasis sur d'autres points, sans qu'il en existe en même temps aux genoux et aux coudes, tandis qu'il est commun de voir, au début surtout, la maladie limitée exclusivement à ces deux régions et le reste de la surface tégumentaire en être complétement exempt.

Variétés. — Les caractères objectifs que nous avons décrits sont constants : vous les retrouverez toujours dans toutes les plaques de psoriasis plus ou moins accusés, mais facilement reconnaissables à un examen attentif. Cependant, nonobstant cette uniformité dans les caractères anatomiques, ces plaques présentent des différences de forme, d'étendue, de configuration, de groupement et de siége qui sont devenues l'origine de variétés nombreuses. Sans accepter les divisions multipliées outre mesure que certains dermatologistes ont créées sans raison légitime, nous ne parlerons que des plus connues et des plus importantes.

Nous rattacherons ces variétés à deux chefs principaux.

1° Variétés suivant la forme :

a. Psoriasis guttata ;
b. Psoriasis circiné ou lèpre vulgaire ;
c. Psoriasis gyrata ;
d. Psoriasis diffusa.

2° Variétés suivant le siége :

a. Psoriasis capitis ;
b. Psoriasis de la face ;
c. Psoriasis des paupières ;
d. Psoriasis palmaria et plantaria ;
e. Psoriasis unguium ;
f. Psoriasis præputialis ;
g. Psoriasis généralisé.

1° Variétés suivant la forme.

a. *Psoriasis guttata.* — Le *psoriasis guttata* est caractérisé par des taches blanches, arrondies, saillantes audessus de la peau, ressemblant parfaitement à des taches de bougie et variant dans leurs dimensions entre une pièce de 20 centimes et celle de 1 franc ; cette forme est ordinairement celle que la maladie revêt à son début, lorsqu'elle apparaît pour la première fois. Le *psoriasis guttata* affecte surtout les membres, le dos et le ventre ; mais il débute toujours par les genoux et les coudes. Il offre deux formes secondaires : lorsque les gouttes sont très-petites, de la grosseur d'un grain de mil ou d'une lentille, par exemple, M. Devergie a proposé de l'appeler *psoriasis punctata ;* lorsqu'elles sont plus volumineuses, parfaitement arrondies, qu'elles ont atteint les dimensions d'une pièce de 5 francs, elles constituent une seconde forme désignée encore par M. Devergie sous le nom de *psoriasis nummularia.* Souvent une de ces deux sous-variétés précède le psoriasis guttata. C'est particulièrement à cette forme que s'applique la comparaison que nous avons établie entre les plaques de psoriasis et des gouttes de plâtre délayé ou de bougie fondue.

b. *Psoriasis circiné* ou *lèpre vulgaire.* — Cette seconde variété se présente sous forme de cercles parfaitement sains au centre, et dont la circonférence est constituée par une saillie rouge, légèrement bosselée, de la largeur de 1 centimètre et recouverte de squames caractéristiques.

Le caractère fondamental de cette variété de psoriasis est donc sa disposition circulaire ; mais cette disposition n'est pas toujours la même, elle présente des modifications ; tantôt les plaques décrivent des cercles parfaitement réguliers, tantôt des cercles incomplets, des segments de cercles, d'autres fois des huit de chiffre, ailleurs elles forment un fer à cheval, dans certains cas elles sont irrégulières et figurent des dessins géographiques. Il ne faudrait pas croire que les parties centrales, limitées par le cercle morbide, doivent nécessairement rester à l'abri de la maladie. Elles peuvent, s'il est vrai, rester intactes, mais quelquefois aussi elles se couvrent de plaques squameuses, soumises aux mêmes évolutions et aux mêmes récidives que les autres. Biett, et, après lui, MM. Cazenave et Devergie ont voulu faire de cette forme de psoriasis une espèce nosologique de nature différente que le psoriasis. Évidemment ces auteurs s'en sont laissés imposer par la forme et l'apparence extérieure. Pour démontrer que la lèpre vulgaire n'est pas autre chose qu'un psoriasis, nous ne voulons pas d'autre preuve que son mode de formation : quelquefois, en effet, les anneaux de la lèpre vulgaire succèdent au psoriasis guttata et au psoriasis nummularia dont la partie centrale s'est guérie, tandis que la circonférence est restée malade ; d'autres fois, ce sont de petites plaques de psoriasis punctata qui sont venues se juxtaposer circulairement, en circonscrivant une partie de peau parfaitement saine ; de plus, le psoriasis ordinaire et la lèpre vulgaire se développent sous l'influence des mêmes causes, coïncident souvent, succèdent dans un grand nombre de cas l'un à l'autre et réclament le même traitement. Ils constituent donc une seule et même maladie. Seulement, la lèpre vulgaire, outre sa forme spéciale, présente cette autre particularité qu'elle est moins tenace et moins rebelle aux moyens thérapeutiques que le psoriasis ordinaire : c'est une affection moins grave, moins invétérée que d'autres formes de psoriasis, mais évidemment de même nature. Aussi, pour notre propre compte, afin d'éviter toute équivoque, serions-nous disposé à supprimer la seconde dénomination de lèpre vulgaire, qui réveille dans l'esprit l'idée d'une maladie d'une nature toute différente que celle du psoriasis, et peut en conséquence induire en erreur sur l'origine éminemment dartreuse de l'affection.

c. *Psoriasis gyrata.* — Dans le psoriasis gyrata, les squames se présentent par plaques assez larges ; mais, au lieu d'être régulières, arrondies et nummulaires, ces plaques sont disposées sous forme de cordons rouges, saillants et squameux, figurant des lignes droites ou décrivant des sinuosités capricieuses et irrégulièrement contournées sur les membres, ou autour du corps qu'elles semblent entourer d'une véritable ceinture.

d. *Psoriasis diffusa.* — Le psoriasis diffusa est caractérisé par de larges plaques très-irrégulières, à contours déchiquetés et ne présentant aucune des formes que nous venons de décrire. Il est souvent la suite du psoriasis guttata et nummularia dont les plaques, d'abord isolées, se sont ensuite rapprochées et confondues par leur circonférence. Cette forme se développe sur les membres, sur le tronc, quelquefois sur toute la surface du corps ; d'autres fois, plusieurs plaques se réunissent ensemble et entourent la plus grande partie d'un membre. C'est la forme de psoriasis la plus grave, c'est elle surtout qui présente ces fentes, ces gerçures et ces rhagades, dans le voisinage des jointures dont nous avons parlé dans nos généralités.

2° Variétés suivant le siége.

a. *Psoriasis capitis.* — Cette variété occupe spécialement la tête; elle se présente sous forme de plaques squameuses, dures, aplaties, plâtreuses, rapprochées les unes des autres et plus sèches que dans le psoriasis des autres régions. Les cheveux se dessèchent et tombent, entraînant une grande quantité de furfures poudreuses. Mais les follicules pileux n'étant pas malades, ils repoussent après la guérison, comme s'ils n'avaient subi aucune altération, et le cuir chevelu reprend son aspect normal. Tantôt le psoriasis capitis n'occupe que le cuir chevelu, tantôt, au contraire, il s'étend sur le front, où il se termine brusquement par un bourrelet ondulé ; d'autres fois, enfin, il ne reste pas limité à ces deux régions : il existe en même temps quelques plaques de psoriasis disséminées sur d'autres parties du corps, à la face surtout.

b. *Psoriasis de la face.* — Le psoriasis de la face, quoi que en aient dit certains auteurs, s'observe mais moins fréquemment que celui des autres régions. Du reste, il ne se rencontre presque jamais rigoureusement circonscrit à la figure et à l'exclusion des autres parties du corps. C'est ordinairement dans quelques cas tout à fait exceptionnels, très-intenses et très-étendus qu'on voit apparaître aux lèvres, aux joues et au menton quelques points à peine perceptibles de psoriasis guttata. Ces taches minces font si peu de saillie au-dessus du niveau de la peau, et leur teinte argentée est si légère, qu'elles disparaissent souvent et passent inaperçues dans l'épaisseur de la barbe chez l'homme, et que les femmes les dissimulent aisément, par un sentiment bien excusable, à l'aide de quelques pommades ou de soins de propreté.

c. *Psoriasis des paupières.* — Le psoriasis des paupières affecte la même forme et le même aspect extérieur que sur les autres points de la face, mais il peut donner lieu à des accidents d'une certaine gravité, en raison des fonctions spéciales dévolues à ces voiles membraneux. L'épaississement de la peau, la présence des lamelles épidermiques même très-ténues, donnent de la roideur aux tissus, gênent les mouvements de glissement et le plissement de la paupière, et nuisent en conséquence à la répartition régulière des larmes à la surface du globe oculaire. Dans certains cas, ces complications de voisinage peuvent aller jusqu'au renversement du voile palpébral, c'est-à-dire à l'ectropion, et donner lieu à un épiphora fort incommode.

d. *Psoriasis palmaria et plantaria.* — Cette variété est une des plus importantes de celles que nous décrivons suivant le siége ; elle occupe ordinairement la paume des mains et la plante des pieds, mais elle peut affecter aussi leur face dorsale et souvent même elle rayonne sur les parties voisines. Les points malades sont recouverts de squames, en général épaisses, larges, imbriquées et présentant des fentes et des fissures profondes qui rappellent à s'y méprendre les gerçures de l'eczéma fendillé. Du fond de ces rhagades, on voit suinter une sérosité qui vient se concréter en croûtes à la superficie. Lorsque la maladie affecte la forme chronique, qui est la marche la plus habituelle, l'épiderme acquiert une épaisseur et une rudesse considérables : cette particularité, jointe à l'existence des fissures dont nous venons de parler, apporte une gêne très-grande dans les mouvements. Nous avons vu des malades qu'on était obligé de faire manger, d'autres qui étaient condamnés à un repos absolu par la difficulté extrême dans les mouvements des pieds, et par l'impossibilité de la marche.

Cette forme est très-rebelle. Elle coïncide ordinairement avec l'existence d'autres plaques de psoriasis sur d'autres points du corps. Cependant elle peut exister seule; mais alors le médecin doit se tenir sur ses gardes, parce que l'éruption squameuse ainsi localisée exclusivement aux extrémités des membres est bien rarement de nature herpétique: presque toujours elle est un symptôme de syphilis.

Toutefois, M. Bazin donne à cette forme de psoriasis une autre étiologie ; il le considère comme une des manifestations de la diathèse arthritique. Du reste, quoi qu'il en soit de l'origine et de la nature du psoriasis, ainsi exactement limité aux pieds et aux mains, il est toujours moins tenace et moins rebelle que le psoriasis de nature dartreuse.

e. *Psoriasis unguium.*—A côté du psoriasis palmaria et plantaria, nous devons naturellement placer le psoriasis unguium. Dans cette variété, les ongles malades sont sillonnés en tous sens de rainures profondes qui donnent à ces organes un aspect rugueux, inégal et difforme. Les mouvements des doigts et des orteils sont nécessairement douloureux et gênés. Il en résulte une grande difficulté et quelquefois même une impossibilité absolue de la préhension et de la marche.

Ordinairement la lésion débute par le bord libre et s'irradie ensuite vers la racine de l'ongle, en respectant toutefois les replis cutanés qui recouvrent ses bords latéraux et supérieur. Souvent, sous l'influence de cette altération, l'ongle se détache et est remplacé par une croûte écailleuse, qui finit elle-même par tomber à son tour; mais si l'on a recours à un traitement convenable et habilement conduit, il peut se reformer un nouvel ongle présentant un aspect naturel, sans aucune difformité.

Cette variété coïncide quelquefois avec la précédente, ou bien avec un psoriasis plus ou moins généralisé. Mais le plus souvent elle reste circonscrite aux ongles, à l'exclusion de toutes les autres régions du corps. La fréquence de cette particularité a fait naître dans notre esprit des doutes sur la nature dartreuse de cette singulière affection et nous serions tenté de supprimer l'expression qui sert à la désigner, d'exclure cette maladie du nombre des affections dartreuses et de la ranger dans la classe des difformités.

f. *Psoriasis præputialis.* — Lorsque le psoriasis envahit les organes génitaux de l'homme, il est rarement limité au prépuce, comme sa dénomination semblerait l'indiquer; il se développe simultanément sur la verge, sur la peau du prépuce, sur le gland et même dans sa rainure. Les plaques sont plus petites et les écailles épidermiques plus minces que dans le psoriasis ordinaire. Mais ici, comme dans la variété précédente, ce sont les complications qui constituent le point le plus important : en effet, l'induration des parties malades ne permet pas à la peau de se prêter facilement aux alternatives fréquentes d'extension et d'affaissement de ces organes. Aussi remarque-t-on souvent des fissures profondes qui rendent l'érection douloureuse et le coït quelquefois impossible.

Psoriasis généralisé. — Enfin, lorsque le psoriasis a envahi toute la surface du corps, nous avons le psoriasis généralisé. Cette forme, heureusement très-rare, est toujours grave non-seulement à cause de son étendue, mais aussi en raison de sa ténacité et de sa résistance à toute espèce de traitement. Elle est caractérisée par des squames plus larges, plus minces, moins adhérentes et moins imbriquées que celles du psoriasis partiel. Ces lames ont quelquefois de telles dimensions qu'elles ressemblent aux exfoliations épidermiques qu'on observe dans la convalescence de la scarlatine. Le matin, le lit des malades en est souvent rempli. La peau que recouvrent les squames a une rougeur moins vive et est moins épaissie que dans le psoriasis ordinaire ; en outre, elle présente souvent des rides qui ressemblent aux hachures de certains dessins. Quant aux démangeaisons et aux cuissons, elles sont dans certains cas plus intenses que dans les autres formes de la maladie.

Enfin, suivant l'intensité et l'âge de la maladie, on a encore admis une autre variété de psoriasis qui ne serait au reste que la forme précédente à son plus haut degré de développement et d'ancienneté, c'est le *psoriasis inveterata*, variété malheureusement trop commune et dont le nom seul rappelle le principal caractère : toute la peau est épaissie, indurée et couverte, pour ainsi dire, d'une espèce de carapace ; elle présente des fentes, des gerçures dans tous les sens ; les squames qui la recouvrent sont épaisses et rudes. Cet état rend les mouvements très-douloureux, entrave le jeu des articulations, gêne les contractions musculaires, modifie d'une manière fâcheuse les fonctions cutanées et donne au corps des malades l'aspect de ces vieux arbres dont l'écorce est couverte de lichen.

Marche, durée. — Le psoriasis est une maladie essentiellement chronique : il dure des mois, des années et quelquefois même toute la vie. Sous l'influence d'un traitement convenable, du régime, d'une circonstance inattendue, vous pouvez voir la maladie disparaître en très-peu de temps, et sans laisser aucune trace. On peut dire même qu'au début de la maladie, cette amélioration momentanée et cette guérison apparente s'obtiennent très-facilement, mais, si vous ne voulez pas vous exposer à des déceptions presque certaines, gardez-vous bien d'entretenir vos malades dans la pensée consolante, mais trompeuse, qu'ils sont radicalement guéris. Ordinairement, l'absence du mal n'est pas de longue durée : au bout d'un certain temps, après un petit écart de régime, un excès de boisson, une fatigue, souvent sans aucune cause appréciable, vous le voyez revenir plus intense qu'auparavant.

Les récidives sont donc très-fréquentes, pour ainsi dire fatales, par conséquent très-difficiles à prévenir. Jusqu'ici nous n'avons pas encore vu un seul cas de psoriasis guéri radicalement, c'est-à-dire sans retour de la maladie, à quelques mois, quelques années, très-rarement dix ans d'intervalle. Du reste, la disparition du mal n'est presque jamais complète, et l'on n'obtient qu'une guérison relative. La plus grande partie des plaques, dans les points les plus affectés s'effaceront. Mais, pour attester en quelque sorte l'impuissance de la thérapeutique et l'imminence d'une nouvelle récidive, il n'en restera pas moins quelques taches de psoriasis guttata, disséminées çà et là, que les vêtements, ou quelques artifices de toilette, dissimuleront si bien à la vue des étrangers qu'elles pourront passer longtemps inaperçues.

N'oublions pas qu'à mesure que les récidives se répètent et que la maladie se prolonge, celle-ci s'identifie en quelque sorte avec l'économie, et les médicaments réputés les plus efficaces et administrés le plus à propos perdent leur puissance curative et finissent par faire complétement défaut.

M. Devergie admet un psoriasis aigu, mais cette distinction n'est évidemment qu'une subtilité qui repose plutôt sur les mots que sur le fond des choses. Cette forme de la maladie n'est, en effet, aiguë que par le début et par le mode d'invasion ; car, comme le dit M. Devergie lui-même, le psoriasis aigu est une maladie rebelle et qui dure très-longtemps. M. Devergie a sans doute eu en vue certain cas de psoriasis dont les symptômes, dans la période initiale de l'affection, ont une intensité et une rapidité d'évolution un peu inaccoutumée. En même temps, les plaques sont d'une rougeur un peu plus vive, mais cette apparence insolite n'est que momentanée et bientôt la maladie reprend sa marche habituelle.

En bonne philosophie médicale, on ne saurait, sur une nuance aussi mobile et aussi éphémère, reconnaître une forme spéciale de maladie. Admettre un pareil principe, ce serait multiplier à l'infini et sans utilité pratique les divisions déjà trop nombreuses.

Étiologie. — Nous diviserons encore les causes en causes prédisposantes et causes occasionnelles.

Au premier rang des causes prédisposantes, nous placerons l'hérédité. Très-souvent, en effet, on observe le psoriasis chez des sujets dont quelques-uns des ascendants ont été atteints de même maladie. Quelquefois, il est vrai, la diathèse dartreuse s'est traduite chez les ancêtres par une autre expression pathologique : un eczéma, un lichen, un pityriasis ou même certains catarrhes. Mais ces faits prouvent jusqu'à l'évidence, et à défaut de toute autre preuve, l'identité de nature et d'origine qui relie entre elles toutes ces affections si différentes par leurs caractères extérieurs et légitiment suffisamment le rang que nous leur avons donné dans la nosologie cutanée et la manière dont nous les avons considérées. Ils nous permettent, en outre, de nous rendre compte de certaines affections des muqueuses, de certains troubles généraux qui restent inexplicables pour les médecins systématiques, qui ne savent pas reconnaître leur véritable origine et les rattacher à la diathèse herpétique.

Le sexe masculin, le tempérament sanguin, l'âge adulte et la jeunesse sont autant de circonstances favorables au développement du psoriasis. Mais nous ferons remarquer que la prédisposition du sexe et de l'âge ne sont qu'une conséquence de la prédilection de cette maladie pour le tempérament sanguin. On sait, en effet, que le psoriasis est la dartre de ce tempérament, comme le lichen est celle du tempérament nerveux, et l'eczéma celui du tempérament lymphatique. Or, le tempérament sanguin se rencontre plus spécialement à l'époque de la jeunesse et de l'adolescence ; il en résulte que ces deux conditions favorisent le développement de cette maladie, chez les sujets qui ont en eux la diathèse dartreuse à l'état latent. Ordinairement le psoriasis fait sa première apparition entre quinze et vingt-cinq ans. Il est rare de l'observer chez l'enfant et de le voir se développer, pour la première fois, après quarante ans. Toutefois, cette règle présente quelques exceptions. Ainsi, on cite des exemples de psoriasis survenus pour la première fois après cinquante et même après soixante ans. On a également vu des enfants de deux à trois ans, et même de moins d'un an, atteints de cette éruption. Mais ces exceptions n'infirment nullement la règle que cette maladie est surtout une maladie de la jeunesse et de l'adolescence.

Le mode d'action des causes accidentelles ou occasionnelles ne nous est pas encore bien connu et présente une grande obscurité. Cependant, d'après ce que nous avons dit au chapitre de l'étiologie des dartres, de l'eczéma, et en raisonnant par analogie, nous devons considérer le régime alimentaire et les habitudes hygiéniques comme exerçant une influence puissante et manifeste sur le développement et le retour de la maladie, ou sur l'atténuation et l'éloignement des récidives, suivant la nature et le mode d'action de ces divers agents. Ainsi, il est bien évident qu'une nourriture trop succulente et trop azotée, l'abus de vin, de liqueurs fortes et de boissons excitantes (eaux-de-vie, café, etc.), surtout lorsque à cet usage immodéré viendront se joindre les préoccupations, les veilles prolongées et de grandes fatigues physiques, favoriseront beaucoup la manifestation de cette éruption chez les sujets qui possèdent déjà l'aptitude herpétique par voie d'hérédité, ou provoqueront les récidives chez ceux qui ont été atteints antérieurement.

Les chagrins, les émotions morales pénibles, la tristesse, les impressions, les frayeurs et même les fatigues physiques, en dehors de toute autre cause adjuvante, sont également des causes occasionnelles puissantes de psoriasis.

Diagnostic. — Le diagnostic absolu du psoriasis est assez facile, il repose sur l'existence de squames blanches nacrées, argentées, épaisses et imbriquées, sur la rougeur cuivrée, la sécheresse et l'épaississement de la peau, qui constituent ses caractères fondamentaux.

Cependant, dans quelques cas, d'autres maladies peuvent simuler le psoriasis et faire hésiter un médecin peu expérimenté. Ces maladies sont : l'eczéma, le pityriasis, le lichen, l'herpès circiné, et enfin la syphilide squameuse.

L'eczéma ne pourrait être confondu avec le psoriasis que dans certains cas particuliers, lorsqu'il est arrivé à sa troisième période, à la période d'exfoliation, et qu'il a la forme lichénoïde ; mais d'abord les antécédents et la connaissance de différentes circonstances accessoires de l'histoire de la maladie viendront éclairer le diagnostic : au début de l'eczéma sec, il y a une sécrétion humide, et puis dans cette éruption les squames ne sont jamais épaisses, blanches, argentées et adhérentes comme dans le psoriasis ; elles sont, au contraire, plus molles et plus minces, et s'enlèvent facilement soit par le grattage, soit spontanément, et en assez grande abondance pour saupoudrer les draps et les linges. Enfin il faudra tenir compte du siége de la maladie : sa présence aux genoux et au coude, ou au moins son apparition primitive ou son développement plus considérable dans ces régions sera déjà, à part les antécédents et les autres caractères extérieurs, une grande présomption en faveur du psoriasis.

Il est quelquefois difficile de distinguer le lichen du psoriasis : certaines formes de lichen circonscrit ressemblent assez au psoriasis nummulaire. Cependant, dans le lichen, les squames sont plus fines, plus minces, moins blanches et moins imbriquées. De plus, la peau qui supporte les écailles n'a pas cette rougeur spéciale du psoriasis ; elle ne présente pas non plus la même exagération des rides ni le même épaississement. Enfin, la maladie a un siége différent que le psoriasis, qui a, comme nous l'avons déjà dit, ses points de prédilection très-marquée.

Le pityriasis offre quelques points de ressemblance avec certaines variétés de psoriasis, tels qu'une sécheresse très-prononcée de la peau et l'épaississement de cette membrane, surtout dans le pityriasis des mains, cependant jamais cet épaississement de la peau n'est aussi marqué que dans le psoriasis, les squames ne sont point superposées et imbriquées comme dans cette affection : elles sont plus minces et plus fines ; d'ailleurs, examinez les genoux et les coudes, et presque toujours, dans les cas de psoriasis, vous trouverez des plaques bien mieux accusées, bien plus caractéristiques qui ont été le point de départ de la maladie.

Jusqu'ici nous avons considéré, dans le diagnostic différentiel entre le psoriasis et les affections qui peuvent le simuler, la coloration de la peau, comme un élément très-important. Mais ce signe perd complétement sa valeur quand il s'agit de discerner le psoriasis de certaines formes de syphilis, la syphilis squameuse, par exemple. Il faut alors recourir à d'autres signes distinctifs, tels que la forme et la disposition des squames, mais surtout les antécédents et les phénomènes concomitants, qui, dans un grand nombre de cas, dissiperont toute espèce d'incertitude et permettront au médecin de prononcer un jugement que la prudence et une sage réserve, dont il ne doit jamais se départir, l'avaient empêché jusqu'ici de fixer d'une manière définitive. Quant aux écailles de la syphilis squameuse, elles sont bien moins nombreuses, et, au lieu d'être stratifiées et imbriquées comme celles du psoriasis, elles sont, au contraire, juxtaposées; en outre, elles s'enlèvent facilement et sans douleur. Enfin, un autre caractère également important, c'est que l'éruption syphilitique est ordinairement plus généralisée et n'affecte pas certains points d'élection comme la maladie qui nous occupe. Dans cette forme spéciale de psoriasis palmaria et plantaria, dont l'existence isolée nous a semblé être un signe presque certain de syphilis, nous devons, sans doute, tenir encore compte de la forme, de la disposition, de l'épaisseur des squames et de l'existence ou de l'absence des gerçures, mais ces différentes circonstances n'ont, dans l'espèce, qu'une importance secondaire ; ce sont avant tout les antécédents et les phénomènes concomitants qu'on devra consulter et qui serviront de base au diagnostic ; le médecin ne saurait donc mettre un trop grand soin à leur recherche. Non-seulement, il devra fixer son attention sur la moindre manifestation syphilitique actuelle ou antérieure, mais aussi sur les éruptions dartreuses dont le malade aura pu être atteint et, autant que les renseignements obtenus le permettront, il devra refaire l'histoire de ces maladies d'une autre époque, les comparer jusque dans leurs moindres détails avec les accidents actuels.

Supposons, du reste, que, par un concours fatal de circonstances, tous ces éléments de diagnostic viennent à faire défaut, vous aurez dans la médication une pierre de touche et un critérium infaillible.

Au premier abord, on pourrait hésiter dans certains cas entre un herpès circiné et la lèpre vulgaire, surtout lorsque les plaques de psoriasis sont peu prononcées et qu'elles ne présentent que des segments de cercles ; mais le peu de saillie de la plaque herpétique, la présence à sa périphérie de petites vésicules visibles seulement sous certaines incidences de lumière, la rapidité et la puissance d'extension centrifuge et enfin la desquamation fine et furfuracée des cercles herpétiques suffisent pour distinguer cette affection du psoriasis. D'ailleurs, en dernier ressort, vous aurez recours à un examen microscopique qui fera cesser toute espèce de doute, en confirmant l'absence ou la présence du tricophyton.

Pronostic. — Le psoriasis n'est pas une affection très-grave, en ce sens qu'elle ne compromet pas immédiatement la vie, mais c'est une maladie qui peut devenir sérieuse par sa ténacité et par la fatalité de ses récidives. Sous ce rapport, le psoriasis occupe incontestablement le premier rang parmi les affections dartreuses : il passe avant l'eczéma et le pityriasis. En outre, quelques-unes de ses complications habituelles : l'épaississement de la peau et les fissures, conséquences inévitables de la localisation des plaques de psoriasis dans certaines régions, peuvent entraver les mouvements des articulations, au point de rendre l'usage des membres impossibles et de troubler d'une manière inquiétante quelques-unes des fonctions principales de l'économie. Nous avons vu aussi que, lorsque le psoriasis se prolonge longtemps, qu'il prend en quelque sorte droit de domicile chez les vieillards, il peut devenir très-grave et même compromettre la vie, au moins indirectement, en rendant les malades beaucoup plus accessibles aux influences morbides et impuissants à résister aux affections intercurrentes.

Enfin, n'oublions pas que, par le seul fait de sa nature dartreuse, le psoriasis est une affection essentiellement constitutionnelle qui peut rester à l'état latent et sans effet extérieur, pendant de longues années, mais qui n'en tient pas moins les malades sous l'imminence de manifestations morbides toujours susceptibles de devenir graves.

Traitement. — Nous avons déjà dit qu'à mesure que les récidives se répètent et se rapprochent et que l'affection prend, en quelque sorte, droit de domicile dans l'économie, la thérapeutique, d'abord efficace pour guérir momentanément les manifestations tégumentaires et éloigner les rechutes, perd peu à peu sa puissance. Au bout d'un certain temps, à dose égale et même à dose supérieure, les médicaments les plus énergiques, qui avaient d'abord obtenu les meilleurs et les plus rapides succès, agissent ensuite d'une manière plus lente et plus incertaine et finissent par devenir complétement inertes. Cependant, malgré cette défaillance de la thérapeutique, le médecin ne saurait rester spectateur inactif et il doit agir, sinon pour guérir radicalement, au moins pour éloigner les récidives, pallier les effets actuels et combattre les complications.

Dans la période initiale de la maladie, comme dans l'eczéma, la première indication est de calmer les accidents du début par des émollients généraux, tisanes laxatives, quelques légers purgatifs à titre de dérivatifs vers le tube digestif.

Lorsque les phénomènes aigus sont dissipés, que le gonflement des parties s'est affaissé et que les squames commencent à s'exfolier, alors on a recours aux moyens curatifs proprement dits, c'est-à-dire aux modificateurs généraux d'abord, qui s'adressent spécialement à l'action morbifique du vice dartreux sur la peau, et aux modificateurs locaux dont l'action est restreinte seulement à la manifestation locale.

Le modificateur général le plus efficace et le plus justement répandu est l'arsenic. Ce métalloïde se donne sous différentes formes ; les pilules asiatiques, la solution de Pearson, à la dose de 1, 2, 3 grammes, la solution de Fowler, à la dose de 3 à 12 gouttes, etc. Mais à toutes ces préparations officinales d'une prescription plus facile, mais dont nous avons fait ressortir les graves inconvénients, à côté de quelques avantages accessoires qu'elles peuvent offrir, nous préférons la préparation suivante, parce que son emploi permet de mieux savoir ce qu'on fait et de graduer plus facilement les doses :

Eau distillée........................	250 gr.
Acide arsénieux ou arséniate de soude..	0,05 à 0,10 centigr.

On peut en donner une, puis deux cuillerées à bouche par jour. Toutes ces préparations doivent être prescrites avec une grande prudence, car elles peuvent donner lieu à des accidents d'empoisonnement, dont on est averti, au reste, par une sensation de constriction à la gorge et de douleur à l'estomac et par la perte de l'appétit. Il faut alors suspendre le médicament et n'y revenir qu'après quelques jours de repos.

La teinture de cantharide préconisée par M. Devergie ne mérite peut-être pas, comme modificateur général, toute la confiance que ce médecin veut bien lui accorder. En application locale, elle peut être considérée comme un irritant actif et, en conséquence, comme un substitutif d'une certaine énergie. Lorsqu'on l'administre à l'intérieur, son emploi doit être surveillé avec beaucoup de soin, si l'on veut éviter les accidents qu'il détermine quelquefois du côté des organes génito-urinaires. Aussi doit-on s'empresser de le suspendre aussitôt qu'on remarque de l'ardeur en urinant ou des érections douloureuses ; on le reprend au bout de dix à quinze jours. Cette préparation se donne dans un julep, dans un verre d'eau sucrée ou de tisane à la dose de 3 à 4 gouttes, puis on augmente d'une goutte tous les jours jusqu'à la dose de 30 à 40 gouttes.

Je dois vous signaler encore un autre modificateur général, dont le hasard m'a fait découvrir l'efficacité dans l'affection qui nous occupe. Je veux parler du copahu. Un malade de nos salles atteint de psoriasis avait en même temps une blennorrhagie, je lui administrai du copahu contre cette dernière affection; mais je fus tout étonné de voir la maladie cutanée disparaître en même temps que l'écoulement se tarissait. Mis sur la voie par ce premier fait, je renouvelai cet essai, et très-souvent j'ai obtenu de cette substance des résultats très-prompts et très-avantageux : on le donne à la dose de 4 à 6 grammes par jour, sous forme d'opiat, en le mélangeant avec une égale quantité de magnésie.

Cependant cet agent thérapeutique n'a qu'une importance secondaire auprès de l'arsenic. Du reste, son action irritante sur le tube gastro-intestinal, l'odeur spéciale et trop connue qu'il imprime aux excrétions, sont des obstacles sérieux à son emploi dans la majorité des cas.

Quant à l'hydrocotyle asiatique, nous nous sommes déjà suffisamment exprimé sur son action plus ou moins équivoque dans l'éruption eczémateuse, et des expériences nombreuses ont démontré également sa complète inertie dans le psoriasis.

Nous en dirons autant du goudron administré à l'intérieur, à titre de modificateur général ; cette substance n'a d'action véritable qu'autant qu'on l'emploie comme topique.

En résumé, et élimination faite de tous ces agents thérapeutiques de second ordre dont la réputation, pour la plupart, n'a nullement été sanctionnée par l'expérience et dont l'efficacité nous paraît plus qu'équivoque, nous ne reconnaissons qu'une seule médication générale applicable au psoriasis, ce sont les préparations arsenicales qui trouvent leur opportunité à la seconde période seulement de la maladie. Mais, quelle que soit la médication générale à laquelle nous nous adressions, ici, comme dans la syphilis, si l'on veut obtenir un effet réellement efficace et de quelque durée, cette médication doit être prolongée bien longtemps après la disparition des premiers accidents locaux.

En tête des topiques, nous placerons les bains ; nous avons déjà dit qu'au début de la maladie, dans la période d'acuité proprement dite, on administrera exclusivement les bains émollients. Plus tard, lorsque les modificateurs généraux trouveront leur indication, on aura recours aux bains de vapeur, aux bains sulfureux. Ces bains légèrement irritants agissent d'une manière substitutive. Il faut avouer qu'au début l'emploi de ces moyens médicamenteux donnera toujours lieu à quelque tâtonnement, et ce n'est que lorsque la susceptibilité organique du sujet et le degré d'intensité de la maladie seront parfaitement connus du médecin, que celui-ci pourra fixer son choix et prescrire d'une manière efficace et rationnelle, tel ou tel genre de bains.

Nous rappellerons ce que nous avons déjà dit à propos de l'eczéma, que le procédé de l'hydrofère est préférable à la simple immersion dans l'eau.

Le soufre, les préparations mercurielles et le goudron sont les seules substances qui servent de base aux pommades que nous prescrivons.

Les préparations sulfureuses sont les plus répandues, ce sont elles ordinairement qui entrent dans la composition des remèdes secrets, dont les charlatans et les prétendus guérisseurs font encore un abus si déplorable. Ces médicaments sont, en effet, très-actifs et doivent être maniés avec beaucoup de ménagement et de discrétion; de plus, leur application doit être faite en temps tout à fait opportun, si l'on ne veut pas s'exposer à des erreurs, d'autant plus regrettables, que sans cette précaution on peut obtenir un effet directement opposé à celui qu'on cherchait.

Voici la formule que nous prescrivons habituellement :

Axonge	30 gram.
Soufre sublimé.....................	1 à 2 gr.

Les pommades à bases mercurielles sont encore de puissants modificateurs locaux, aussi les emploie-t-on fréquemment. L'épaississement et l'induration de la peau préservent, en général, les malades de l'intoxication par la voie cutanée. Cependant cette complication peut survenir, lorsque les squames sont complétement détachées et que ces agents thérapeutiques sont maniés par des mains inhabiles et peu expérimentées, et alors les accidents qu'elle détermine, surtout chez certains sujets peu tolérants, sont quelquefois très-graves; mais il sera toujours facile de les éviter avec quelque précaution et de la vigilance de la part du médecin.

Les préparations les plus usitées sont : l'onguent citrin, les pommades au protoiodure et au biodure associés à un excipient quelconque (axonge, glycérine). Voici les formules que nous prescrivons généralement.

Protoiodure de mercure...........	1 gramme.
Axonge ou glycérine...............	30 à 40 grammes

Biiodure de mercure...............	1 gramme.
Excipient..........................	60 grammes.

Onguent citrin.....................	5 à 10 grammes.
Axonge..............................	30 grammes.

Au troisième rang des topiques nous placerons les goudrons et l'huile de genévrier ou huile de cade, substances énergiques qui peuvent, dans certains cas, être d'un puissant secours entre les mains du médecin. Mais ces médicaments ne doivent être employés à l'état de pureté, sans association d'excipient, que dans des cas tout à fait exceptionnels de *psoriasis inveterata*, dans le but de provoquer une irritation substitutive prompte et active. En général, nous les combinons avec l'axonge ou tout autre corps gras; quant à l'huile de cade, son excipient habituel est la glycérine et nous solidifions la mixture par le procédé suivant :

Glycérine....................... 30 grammes.

Faites chauffer et ajoutez :

Amidon, q. s. pour réduire en consistance de pommade.

Ajoutez :

Huile de cade.................... 4 à 6 grammes.

Mêlez avec soin et laissez refroidir.

Le seul reproche qu'on puisse faire à ce genre de préparations est leur odeur forte et pénétrante que les malades ne sauraient dissimuler. Il en résulte qu'elles sont d'une application presque impossible chez les personnes qui sont obligées de concilier un traitement généralement très-long avec les exigences de leur profession et qui ne sauraient, en conséquence, rester isolées.

Tels sont les moyens locaux mis en usage dans le traitement du psoriasis. Ils sont d'une importance extrême, car on voit souvent des psoriasis très-intenses céder à leur emploi au bout de quelques semaines. Cependant n'oublions pas que le psoriasis est une maladie générale constitutionnelle et que, par ce seul fait, le traitement local ne peut être qu'accessoire et que son intervention exclusive expose les malades à des récidives plus faciles et plus fréquentes. Vous devrez donc, pour éviter cet écueil, non-seulement combiner les deux ordres de moyens mais, de plus, donner la prééminence aux modificateurs généraux sur les topiques.

Du reste, tous ces moyens quels qu'ils soient ne devront être employés qu'à la seconde période de la maladie, lorsque les accidents véritablement inflammatoires et plus ou moins aigus de la période d'invasion seront dissipés.

Outre ces deux ordres de moyens, nous devons mentionner la diététique si importante dans le traitement des dartres en général. Nous en avons parlé suffisamment, à propos du traitement de l'eczéma et du lichen, nous n'y reviendrons pas : nous n'aurions rien à y ajouter. Nous rappellerons seulement d'une manière tout à fait sommaire que nous proscrivons les excès de tout genre, les aliments trop azotés et de haut goût, les boissons fermentées, les liqueurs, le café, etc., en un mot tout ce que nous avons déjà défendu dans le traitement général des dartres et dans celui de l'eczéma.

Enfin, il est un dernier ordre de moyens qui doit servir à consolider la guérison, et qui quelquefois suffit seul à la produire, au moins d'une manière relative et momentanément, dans des cas où tous les autres avaient échoué, dans le psoriasis *inveterata* par exemple ; nous voulons parler des eaux minérales sulfureuses. Les eaux qu'on devra plus particulièrement conseiller sont les eaux de Baréges, de Bagnères-de-Luchon, d'Aix-en-Savoie, d'Aix-la-Chapelle, de Schinznach et enfin les eaux minérales alcalines dont on a manifestement constaté les heureux effets dans quelques cas de psoriasis graves, qui avaient résisté à l'emploi des eaux sulfureuses les plus énergiques, telles sont les eaux de Schlangenbad dans le grand-duché de Nassau.

CHAPITRE VI

DU PITYRIASIS.

L'eczéma, avec ses nombreuses variétés, forme à lui seul l'éruption la plus répandue des maladies dartreuses, c'est la forme humide de l'herpétisme. Mais il existe d'autres manifestations du vice dartreux, non moins importantes à étudier, ce sont les éruptions à forme sèche telles que le psoriasis. Entre ces deux types d'affections distinctes par leurs caractères physiques et tangibles, mais qui traduisent à l'extérieur un seul et même principe morbide, nous trouvons une troisième expression dartreuse, le pityriasis, qui sert de transition entre les deux premières dont il se rapproche par plus d'un de ses caractères objectifs. C'est en effet une maladie squameuse, comme le psoriasis, et dont la desquamation lamelleuse et furfuracée rappelle, à s'y méprendre la troisième période de l'eczéma.

Le sens étymologique du mot pityriasis équivant à une définition : il vient en effet du mot grec πιτυρον, *son.* On trouve cette expression dans Hippocrate et dans presque tous les auteurs grecs, ce qui prouve que cette maladie était connue dès les temps les plus anciens ; mais il est probable que les médecins la confondaient avec les autres formes dartreuses et surtout avec l'eczéma. Il est vrai qu'il existe entre ces deux affections la plus grande analogie, non-seulement, comme nous venons de le dire, dans leur aspect extérieur, mais aussi dans les causes qui favorisent leur développement et dans le traitement qu'elles réclament. Cette similitude est tellement grande et tellement intime que certaines variétés peuvent être considérées comme un eczéma avorté ou arrivé à la période ultime et que nous avons cru plus conforme à la nature des choses de les supprimer et de les retrancher du nombre des formes pityriasiques.

Mais quoi qu'il en soit de cette affinité incontestable avec d'autres manifestations dartreuses et, sauf les quelques cas exceptionnels dont nous venons de parler, dans lesquels le diagnostic différentiel entre la desquamation lamelleuse de la dernière période de l'eczéma et les furfures pityriasiques est impossible, le pityriasis n'en existe pas moins, comme entité morbide, ayant des signes spéciaux et sa marche particulière.

Ces réserves admises et ces principes bien arrêtés, si nous voulons donner une description exacte du pityriasis, nous dirons que cette maladie débute par une sécheresse particulière de la peau. Cette membrane perd d'abord son onctuosité et sa souplesse normales, puis apparaissent, et c'est le caractère fondamental de la maladie, des squames fines, toujours sèches, se détachant avec une grande facilité, sous forme de poussière grisâtre, quand on exerce le plus léger frottement sur les parties malades et même spontanément, dans les points qui se trouvent à l'abri de tout froissement; elles se reproduisent d'ailleurs d'une manière incessante et toujours avec les mêmes caractères. Ces exfoliations peuvent se renouveler et se succéder ainsi pendant longtemps, avant la parfaite guérison de la maladie, surtout lorsque celle-ci est abandonnée à elle-même. Nous avons déjà signalé la même particularité dans la desquamation eczémateuse. Les écailles épidermiques ne sont pas toujours aussi ténues ni aussi farineuses que nous venons de le dire; mais leurs dimensions dépassent rarement celles d'un centime.

En général, la peau ne présente aucun changement de coloration et la surface malade ne se distingue des parties voisines que par un aspect poussiéreux. Toutefois, dans le pityriasis rubra, cette membrane prend au début une teinte rosée rappelant un peu celle du psoriasis. Quant à la tuméfaction, elle est presque toujours nulle ou bien si peu prononcée qu'elle s'apprécie plutôt par le toucher que par la vue. Nous avons considéré comme caractère fondamental du pityriasis la production de squames sèches, c'est-à-dire que, dans cette maladie, il n'y a jamais aucune espèce de suintememt humide. Mais, comme dans presque toutes les affections dartreuses, il y a des démangeaisons, qui sont quelquefois assez vives, que le grattage, la chaleur ou un exercice violent peuvent exaspérer momentanément. La température des parties affectées est souvent augmentée, et ce phénomène étant sous l'empire des mêmes influences physiologiques et accidentelles que le prurit, ces deux symptômes doivent naturellement subir les mêmes phases et les mêmes alternatives.

Ces différents phénomènes subjectifs s'accompagnent bien rarement d'accidents généraux et le mouvement fébrile, quand il existe, est bien léger et presque insignifiant; la santé du sujet n'est donc nullement troublée.

Nous admettons quatre variétés de pityriasis.

1° *Pityriasis rubra.* — Cette première variété est caractérisée par des plaques rouges d'une coloration plus ou moins foncée, à limites bien nettes et bien accusées, tantôt isolées, arrondies et d'une régularité parfaite, d'autres fois tellement rapprochées qu'elles se confondent par quelques points de leur circonférence et présentent des contours irréguliers, sans forme déterminée. Ces surfaces sont recouvertes de petites lamelles minces, ténues, arrondies au début, très-adhérentes et comme incrustées dans la peau et faisant cependant une légère saillie au-dessus de cette membrane. Ces petites pellicules épidermiques ne sont point superposées et imbriquées comme dans les autres affections dartreuses, elles semblent plutôt juxtaposées.

Le pityriasis rubra est la variété qui s'accompagne le plus de démangeaison et de chaleur à la peau; mais ces symptômes sont toujours localisés aux parties malades, sans aucun phénomène sympathique dans les autres points de l'économie.

Lorsque l'éruption se développe sur une grande étendue et avec une certaine énergie, on constate au début quelques symptômes généraux, quelques troubles de la digestion qui n'ont au reste qu'une très-courte durée.

Le pityriasis rubra a pour siége principal le cou, la face et la région présternale, les mains et les pieds, et ne se développe qu'exceptionnellement dans les autres régions du corps.

Il revêt ordinairement la forme aiguë et parcourt ses différentes périodes dans l'espace de cinq à huit septénaires. Quelquefois cependant, soit en l'absence d'une médication convenable, soit sous l'influence de causes étiologiques puissantes, la maladie passe de l'état aigu à l'état chronique.

M. Devergie, dans ses cours et dans son ouvrage, a beaucoup insisté sur cette première variété de pityriasis ; mais nous croyons que cet habile observateur a été quelquefois trompé par les apparences ; qu'il a décrit sous le nom de pityriasis rubra deux affections qui doivent en être distinguées et qui appartiennent à deux groupes de nature tout à fait différente : le pemphigus et l'eczéma. Ainsi il parle d'un pityriasis rubra occupant toute la surface du corps et caractérisé par une rougeur érythémateuse assez intense, par l'exsudation d'un liquide séreux abondant qui ne tache pas et empèse légèrement les linges, par des squames très-larges, minces, foliacées, enroulées sur les bords, qui se détachent facilement et se reproduisent avec une grande rapidité et en grande abondance. En même temps, la peau s'épaissit légèrement, le tissu cellulaire sous-cutané se gonfle ; plus tard au contraire, il y a de l'amaigrissement. De plus, dans cette forme de pityriasis le tube digestif serait souvent le théâtre de quelques accidents inflammatoires. Enfin, comme pour compléter le tableau et rendre, en quelque sorte, la méprise moins excusable, M. Devergie avoue lui-même qu'au bout d'un certain temps, on voit apparaître des bulles de pemphigus ; c'est ce qu'il appelle une transformation du pityriasis en pemphigus. Nous avouons, pour notre part, que nous ne saurions croire à cette métamorphose pathologique, et nous ne voyons là qu'un pemphigus qui existait dès le début de la maladie.

Il nous serait tout aussi facile de prouver qu'il ne s'agit en réalité que d'un eczéma ordinaire, dans cette autre variété de pityriasis que M. Devergie crée de toute pièce et dans laquelle le prurit spécial, le suintement séreux, visqueux et empesant les linges, la desquamation fine de la peau et la diffusion irrégulière et mal délimitée de l'éruption démontrent le caractère éminemment eczémateux de la maladie.

2° *Pityriasis pilaris.* — Sous ce nom, nous désignons une affection caractérisée par de petites squames fines et arrondies qui recouvrent les follicules pileux, de manière que la peau prise dans son ensemble représente assez bien une exagération de cet état des follicules pileux qu'on désigne vulgairement sous le nom de *chair de poule.* Les squames sont adhérentes et forment une légère saillie qui augmente le volume du follicule pileux qu'il recouvre. Il y a peu de cuisson et peu de démangeaison. Ordinairement rapprochées les unes des autres, ces pellicules donnent quelquefois à la peau un aspect sec, rugueux et chagriné analogue à celui qu'on observe dans le lichen; aussi quelques médecins ont-ils décrit cette maladie sous le nom de *lichen pilaris.* Je suis surpris, du reste, de voir M. Cazenave commettre cette erreur, car, pour lui, le lichen étant unc maladie des papilles nerveuses de la peau, il se trouve en contradiction manifeste avec lui-même, en lui rapportant une affection dont le siége incontestable est l'épiderme qui recouvre les follicules pileux.

Le pityriasis pilaris, tel que je l'ai observé et tel qu'il est décrit par M. Devergie, est une affection longue et tenace. Chez une malade que j'ai eu en traitement, pendant deux ans, je n'ai pu en obtenir la disparition. Un autre malade plus heureux a vu l'affection diminuer d'une manière notable et s'effacer presque entièrement, mais en conservant néanmoins quelques vestiges de l'éruption. Chez les malades observés par M. Devergie et par moi, le *pityriasis pilaris* a coïncidé avec un *pityriasis rubra* du cou, des membres supérieurs et avec une affection squameuse des pieds et des mains, intermédiaire au psoriasis et au pityriasis.

Devant cette impuissance de la thérapeutique la plus persévérante et la mieux dirigée dans le pityriasis pilaris, nos doutes sur la nature dartreuse de cette affection se confirment, et nous serions tentés de la retrancher du nombre des maladies herpétiques, pour la reléguer, à côté de l'ichthyose, dans la classe des difformités et des *altérations incurables* de l'épiderme.

3° *Pityriasis circiné.* — Les pellicules épidermiques du pityriasis, comme les squames de l'eczéma et du psoriasis, affectent quelquefois une disposition circulaire et une régularité très-nette et très-bien accusée; on lui donne alors le nom de *pityriasis circiné.* Du reste, à part cette particularité, les caractères objectifs sont ceux que nous avons décrits dans nos généralités. Ainsi on voit disséminés sur différentes parties du corps un nombre plus ou moins considérable de disques ou de segments de cercle de 2 à 3 centimètres de dimension, d'une coloration rosée au début et couverts de minces pellicules épidermiques, plus abondantes et plus condensées à la périphérie qu'au centre, et donnant quelquefois une légère teinte grisâtre à la peau, surtout quand ces plaques sont très-multipliées et très-rapprochées les unes des autres.

Dans l'espace de six semaines ou de quelques mois, ces plaques parcourent toute leur évolution; la rougeur s'efface, les pellicules ont elles-mêmes disparu, ne laissant quelquefois à leur place qu'une poussière farineuse.

Le prurit et la cuisson, sans jamais atteindre une véritable intensité, sont cependant quelquefois fort désagréables.

Le point capital de cette affection est sa similitude avec l'herpès circiné et la difficulté réelle de les distinguer au premier abord. Nous y reviendrons au chapitre du diagnostic.

4° *Pityriasis alba.* — Le pityriasis alba est la forme la plus commune, on l'appelle aussi *pityriasis simplex.* M. Cazenave l'a encore décrit sous le nom de *pityriasis capitis*, mais à tort, car il peut tout aussi bien se développer sur d'autres parties du corps que sur la tête. Dans sa forme la plus simple et la plus légère, il apparaît sous l'aspect de plaques peu étendues, irrégulièrement arrondies, blanches ou grisâtres et couvertes de ces petites lamelles minces et farineuses dont nous avons déjà parlé. On l'observe souvent, chez les enfants, aux joues et aux lèvres, et alors il coïncide généralement avec le travail de la dentition, n'a qu'une existence éphémère et disparaît spontanément avec les causes qui l'ont fait naître. On l'appelle vulgairement *dartre farineuse*, et il ne s'accompagne que d'une légère démangeaison.

Chez l'adulte, cette maladie ne se développe pas seulement sur les joues, mais aussi sur le cuir chevelu, sur le front et sur le menton, et elle a une ténacité qui contraste avec sa fugacité dans les premières années de la vie.

Lorsqu'il est très-intense sur le cuir chevelu, au menton et aux lèvres chez les hommes qui conservent toute leur barbe, les lamelles, en se détachant spontanément ou par le frottement, remplissent la barbe et les cheveux et couvrent même les habits d'une poussière grise qui simule cette poudre blanche que certaines personnes répandent dans leur chevelure.

C'est seulement lorsque le pityriasis alba a son siége exclusif sur le cuir chevelu qu'un certain nombre de médecins, moins systématiques que M. Cazenave, lui ont réservé le nom de pityriasis capitis, et en ont fait une variété à part. Cette localisation spéciale du pityriasis est de beaucoup plus fréquente chez la femme, sans doute à cause de sa longue chevelure; en effet, les hommes qui se rapprochent des femmes sous ce rapport et qui ont l'habitude de porter les cheveux longs, partagent la même prédisposition.

Quelquefois les squames du pityriasis capitis ont des dimensions plus considérables que celles que nous avons décrites, elles peuvent acquérir le diamètre d'un centime. Sur cette seule particularité, on a voulu établir, sans nécessité à notre sens, une sous-variété qu'on a appelée *pityriasis lamelleux*. Cette forme serait plus grave que la précédente, et on lui donnerait pour caractères, au début, une rougeur plus vive de la partie malade, puis la formation de lamelles à moitié détachées et enroulées sur leurs bords, des démangeaisons et une cuisson plus ardente et souvent enfin la chute des cheveux. Ce dernier accident serait dû à la sécheresse du cuir chevelu et à l'extension de l'altération aux bulbes pileux et aux cheveux eux-mêmes, qui alors deviendraient plus cassants.

Chez les enfants, qui ont une chevelure peu fournie, on observe également la forme lamelleuse; mais alors elle a un aspect tout particulier : les lamelles se confondent par leurs bords et semblent former une enveloppe unique fendillée dans divers sens, et ayant, au premier abord, l'apparence d'une calotte faite d'une seule pièce avec une couche d'amiante. C'est pourquoi Alibert avait donné à cette forme le nom de *teigne amiantacée.*

Siége du pityriasis. — Après les détails dans lesquels nous sommes entrés, à propos de chaque espèce de pityriasis, il nous reste bien peu de choses à dire sur le siége de cette maladie. Presque toutes les régions peuvent en être affectées; cependant, il n'y a guère que le *pityriasis rubra* qui envahisse toute la surface de la peau, les autres variétés n'occupent le plus ordinairement que leurs siéges de prédilection respectifs.

Marche, durée. — La marche du pityriasis est ordinairement chronique; nous ferons pourtant une exception pour cette forme de la maladie, observée fréquemment chez les enfants, décrite sous le nom de dartre farineuse; mais cette exception mise de côté, l'affection qui nous occupe se prolonge en général des mois, des années et souvent toute la vie; de sorte qu'on serait tenté de croire alors à un mode vicieux de la sécrétion de l'épiderme plutôt qu'à une véritable maladie.

Etiologie. — L'étiologie du pityriasis est très-peu connue. Parmi les causes prédisposantes ordinaires des affections dartreuses, l'hérédité exerce vraisemblablement une certaine influence sur le développement de cette maladie ; mais remarquez que cette opinion ne repose sur aucun fait positif, sur aucune observation rigoureuse; elle est plutôt une déduction logique des principes que nous avons admis sur la nature dartreuse de cette affection, et de l'analogie qui doit en conséquence exister sous le rapport étiologique entre elle et les autres dermatoses qui appartiennent au même groupe. Nous avons vu que le pityriasis était de tous les âges; seulement, telle variété sera plus spécialement le tribut de l'enfance, telle autre celui de l'adolescence. Quant au tempérament, nous le croyons indifférent, mais il n'en est peut-être pas de même du sexe : les femmes nous semblent fournir un plus fort contingent que les hommes.

Les causes occasionnelles sont tout aussi obscures. Cependant les recrudescences nous paraissent survenir particulièrement après les excès de table, les fatigues excessives et les émotions morales pénibles, ou pendant la convalescence de quelque affection grave.

En terminant ces courtes indications étiologiques, je ne puis m'empêcher de signaler à votre attention l'influence d'anciens eczémas sur la production du pityriasis. On voit, en effet, très-souvent des desquamations pityriasiques chez des personnes qui ont été atteintes autrefois d'eczémas, et le pityriasis paraît être alors la trace longtemps persistante de la dartre eczémateuse. De même aussi on voit souvent, pendant plusieurs années, un pityriasis persister ou se montrer fréquemment, et plus tard, un véritable eczéma se développer avec tous ses caractères distinctifs. Ces rapports intimes entre ces deux maladies nous ont paru assez fréquents pour nous faire admettre une grande parenté entre elles, et nous porter à les considérer comme des états différents d'une même affection, au moins dans un grand nombre de cas.

Pronostic. — Le pityriasis est une affection très-peu grave par elle-même et qui ne compromet nullement l'existence ; mais cette maladie est très-tenace et souvent rebelle aux moyens thérapeutiques les plus puissants et les plus habilement appliqués et pour cette seule raison, elle peut être une cause de grandes incommodités, et de beaucoup d'ennuis et de préoccupations, surtout chez les femmes. En effet, elle altère fréquemment leur chevelure qui constitue, pour un certain nombre de personnes du sexe, presque toute leur beauté. La forme lamelleuse est celle qui donne le plus souvent lieu à ce grave inconvénient. Il est vrai que les cheveux repoussent avec tout leur lustre, quand la maladie a été guérie ; mais il ne faut pas oublier que cette terminaison heureuse ne peut pas toujours être obtenue : la maladie fait en quelque sorte partie de la constitution même du sujet. C'est alors qu'on voit quelquefois les malades s'abandonner à une inquiétude et à un découragement qui réagissent sur quelques fonctions importantes et troublent la santé générale.

Diagnostic. — Nous avons à considérer le diagnostic du pityriasis, relativement aux autres affections qui peuvent le simuler (l'eczéma, le psoriasis, l'herpès circiné et la scrofulide érythémo-squameuse) et le diagnostic des différentes variétés de pityriasis entre elles. Ce dernier point a été suffisamment établi par la description que nous avons faite de chaque espèce en particulier, il est donc inutile d'y revenir. Nous nous bornerons au diagnostic du pityriasis avec les éruptions que nous venons d'énumérer.

On ne peut hésiter entre le psoriasis bien accusé et le pityriasis rubra qui, est la forme qui s'en rapproche le plus ; il suffit généralement d'un peu d'attention pour lever tous les doutes. En effet, le psoriasis est caractérisé par des squames assez épaisses, imbriquées, luisantes, à reflet nacré, argentées et très-adhérentes ; elles reposent sur des plaques rouges saillantes au-dessus de la peau ; enfin la maladie a deux siéges d'élection par lesquels elle débute le plus souvent, quand elle n'y est pas exclusivement limitée, ce sont : les genoux et les coudes. Il faut avouer cependant qu'il existe certaines formes d'éruption dartreuse qu'il est extrêmement difficile de caractériser, même en invoquant, comme nous le conseillons toujours, non-seulement les caractères objectifs, mais aussi la marche, la durée, le siége et les antécédents de la maladie, formes bâtardes, si je puis parler ainsi, qui tiennent à la fois de l'eczéma, du pityriasis et du psoriasis. Les parties affectées sont alors une espèce de terrain commun sur lequel toutes les manifestations dartreuses semblent s'être donné rendez-vous, comme pour attester leur indissoluble parenté et la communauté de leur origine, et où il paraît impossible de poser des limites précises et de faire la part qui revient à chaque affection en particulier.

Pour nous, ces formes morbides, très-rares du reste, servent de transition entre la dartre humide et la dartre sèche, entre les vésicules et les squames, c'est-à-dire les formes les plus opposées de la diathèse dartreuse. Elles confirmeraient donc, s'il était besoin de nouvelles preuves, les principes que nous avons admis sur l'identité de nature et d'origine de toutes ces éruptions d'un aspect extérieur si varié et si différent.

Il n'y a pas de confusion possible entre le pityriasis et l'eczéma à ces deux premières périodes ; mais lorsque cette dernière maladie est arrivée à sa dernière phase, c'est-à-dire à sa période de desquamation, il existe entre ces deux affections une si grande analogie, que le diagnostic est presque impossible et l'erreur inévitable. Du reste, pour nous, nous le répétons, nous n'hésitons pas à regarder, dans certains cas, le pityriasis comme un eczéma avorté, dans lequel l'éruption est arrivée d'emblée à sa période de desquamation, sans passer par les périodes vésiculeuse et croûteuse. Par conséquent, lorsque vous vous trouverez en face d'une exfoliation furfuracée et que vous n'aurez pas assisté au développement de la maladie, il vous sera souvent impossible de dire, en vous rapportant seulement à l'état actuel, si vous avez affaire à un simple pityriasis ou à un eczéma : vous devrez donc remonter aux antécédents pour savoir s'il existe ou non des vésicules et une sécrétion séro-plastique suivie de croûtes. On comprend, d'ailleurs, d'après ce que nous venons de dire sur la parenté intime des deux maladies, que le diagnostic différentiel soit peu important et n'ait qu'un intérêt purement spéculatif.

Il est beaucoup plus utile, au point de vue pratique, de distinguer le pityriasis circiné de l'herpès circiné, dont il se rapproche par son aspect extérieur et dont il s'éloigne par sa nature et son origine, puisque l'un est une maladie parasitaire et l'autre une affection dartreuse. Tout à fait au début ce diagnostic peut présenter quelques difficultés. Mais pour un médecin expérimenté l'hésitation ne sera que momentanée, et il ne lui suffira que d'un peu d'attention pour éviter un écueil qui pourrait compromettre sa réputation et être en même temps préjudiciable au malade. D'abord chacune de ces deux maladies a son terrain spécial et rarement elles se développent dans les mêmes régions ; mais cette particularité n'a qu'une importance médiocre et tout à fait secondaire : vous trouverez, dans une comparaison attentive des deux affections, des caractères différentiels d'une autre valeur. Ainsi, dans le pityriasis, les plaques sont nombreuses, moins étendues et restent fixes dans leurs dimensions pendant tout le cours de la maladie. Les disques herpétiques, au contraire, sont en général bien moins nombreux ; ils sont, au début, aussi restreints que ceux du pityriasis, mais bientôt ils prennent une extension centrifuge très-rapide et très-prononcée ; en même temps que la périphérie envahit les parties voisines, le centre se guérit de manière à former un anneau dont la circonférence à peine saillante présente des vésicules ou de petites pustules qui n'existent jamais dans le pityriasis.

Enfin, l'examen microscopique dissipera tous les doutes, s'il en existe encore et prononcera en dernier ressort. Du centre de ces petites vésicules herpétiques sortent des poils follets que vous apercevrez facilement sous un jour convenable ; or chacun de ces poils présente à sa racine un champignon caractéristique, le tricophyton, cause unique de l'affection et dont le microscope vous démontrera l'existence d'une manière irréfutable.

Nous ne ferons que mentionner la similitude qui existe entre le pityriasis circiné et la lèpre vulgaire ou psoriasis circiné. La disposition plus accentuée des plaques, l'épaisseur, le mode d'imbrication et la ténacité des squames dans le psoriasis, jointes à la tuméfaction et à la rougeur spéciale de la peau, rendront l'erreur bien difficile.

La marche, le caractère, la forme de l'éruption sont quelquefois insuffisants pour distinguer le pityriasis de la scrofulide érythémato-scrofuleuse. Les antécédents et l'existence antérieure de quelques manifestations dartreuses ou scrofuleuses apporteront bien quelques probabilités de plus dans le diagnostic ; mais souvent il restera encore quelques doutes sur la véritable nature de la maladie, et alors il faudra attendre, et quelquefois longtemps, que l'apparition ou l'absence des cicatrices blanches, réticulées et déprimées de la scrofulide vienne imprimer un véritable cachet à l'éruption et convaincre les plus incrédules et les plus hésitants.

Traitement. — Le traitement du pityriasis comprend deux ordres de moyens : les modificateurs généraux qui s'adressent à la diathèse dartreuse elle-même et qui sont toujours indiqués, quelle que soit la forme que revête le pityriasis, les moyens locaux qui varient suivant la variété qu'il s'agit de combattre.

Au premier rang des modificateurs généraux se trouve naturellement l'antidartreux par excellence, et que nous rencontrons toujours avec profit, en première ligne, dans le traitement de toutes les autres manifestations dartreuses, nous voulons parler de l'arsenic; nous administrons les préparations arsenicales d'après les règles et suivant les formules que nous avons indiquées ailleurs; nous croyons inutile d'y revenir.

La médication générale n'a pas seulement pour but d'aider et de corroborer l'action des topiques qui souvent réussissent seuls, sans le secours d'aucun traitement interne, mais elle a un avantage plus important, elle consolide la guérison et éloigne les récidives si faciles et si fréquentes après le seul emploi des agents topiques les plus efficaces et les plus habilement administrés. Nous ajouterons, à titre d'adjuvants, les amers : le houblon, la centaurée, le sirop antiscorbutique, le vin et le sirop de gentiane. Quelques médecins conseillent l'administration des sulfureux à l'intérieur.

Certaines variétés de pityriasis (pityriasis rubra et pilaris) se prêtent plus facilement que d'autres aux agents locaux et en sont plus heureusement modifiées. Les topiques que nous employons le plus habituellement sont les préparations de goudron qui consistent dans l'association de cette substance avec un corps inerte; l'huile de cade amenée en consistance de pâte par son mélange avec la glycérine ou l'amidon cuit. Quand ces médicaments font défaut, on peut recourir aux pommades à bases de sels ou d'oxydes de mercure (nitrate acide, onguent citrin, biodure, protoiodure sublimé, oxyde rouge).

Dans le pityriasis capitis, la première chose à faire c'est de couper les cheveux : il en est de même lorsque la maladie occupe la peau de la barbe; il faudra aussi faire disparaître celle-ci, non pas avec le rasoir, mais avec les ciseaux. Après cette précaution préparatoire, on remédiera à la sécheresse de la peau par des lotions émollientes d'abord et huileuses ensuite; puis on modifiera la sécrétion cutanée par d'autres lotions alcalines préparées d'après la formule suivante :

Sous-carbonate de potasse ou de soude.	4 à 6 grammes.
Eau distillée..................	500 —

Mais on ne doit avoir recours à ces lotions que vers la fin de la maladie. Pour nous, nous préférons de simples lotions à l'eau de savon; mais ce qui réussit surtout, ce sont les bains sulfureux et les pommades sulfureuses. Nous avons souvent employé avec succès la pommade suivante :

Axonge........	30 grammes.
Fleur de soufre................	1 —

A côté des préparations sulfureuses, nous devons placer les préparations d'acide nitrique. La principale de ces compositions est la pommade oxygénée, espèce de savon dur, qu'on ramollit par la chaleur, et qu'on étend ensuite sur les parties malades. Cette pommade, par son mordant, fait disparaître les squames; elle est quelquefois un peu trop forte, alors on lui substitue cette autre préparation :

Axonge........................	30 grammes.
Acide nitrique..................	1 —

On peut encore employer les lotions avec l'acide nitrique très-étendu d'eau. Si la lotion était trop concentrée, elle pourrait avoir l'inconvénient de rougir les cheveux ; il est vrai que cette coloration tout accidentelle est de courte durée et disparaît, au bout d'un certain temps, pour faire place à la coloration normale de la chevelure. Ces lotions sont ordinairement faites d'après la formule suivante :

Eau distillée....................	100 grammes.
Acide nitrique	1 —

Tels sont les moyens locaux le plus souvent employés dans le pityriasis.

Enfin, comme complément du traitement du pityriasis, le médecin fait souvent appel à l'action des eaux minérales naturelles, et ce sont ordinairement les sources sulfureuses qui lui rendent le plus de services, particulièrement dans certains cas de pityriasis rubra et pilaris réfractaires aux autres traitements. Nous donnons la préférence aux stations de Saint-Gervais, d'Uriage, d'Aix en Savoie, d'Aix-la-Chapelle; puis à celles des Pyrénées, de Baréges, Bagnères-de-Luchon. Enfin, nous recommandons spécialement les eaux de Loèche.

Nous ajouterons encore, comme pour toutes les maladies dartreuses, l'importance du régime et surtout l'influence heureuse d'une alimentation peu excitante, et de laquelle seront bannis les mets épicés que nous avons signalés, à plusieurs reprises, comme nuisibles au bon état de la peau, chez les personnes disposées aux affections dartreuses.

FIN

TABLE ANALYTIQUE

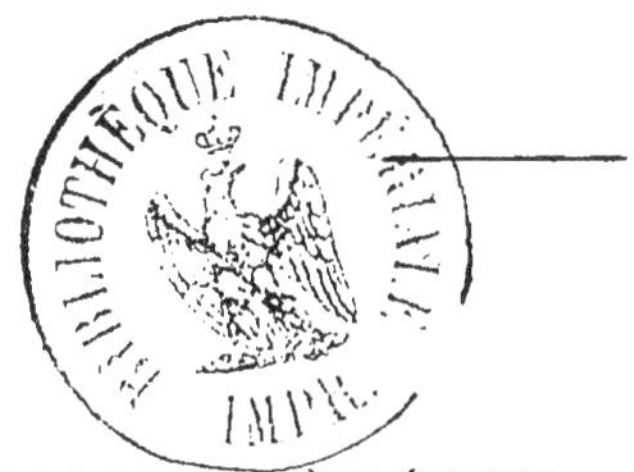

PRÉFACE DE LA PREMIÈRE ÉDITION............. Pages IX à XIII

PRÉFACE DE LA TROISIÈME ÉDITION............. XIV à XVIII

I. **INTRODUCTION A L'ÉTUDE DES MALADIES DE LA PEAU.** — **Lésions élémentaires.** — Onze lésions élémentaires : 1° Macules. — 2° Exanthèmes. — 3° Vésicules. — 4° Bulles. — 5° Pustules (psydraciées et phyzaciées). — 6° Papules. — 7° Squames. — 8° Tubercules. — 9° Taches hématiques. — 10° Altérations de la sécrétion sébacée. — 11° Productions parasitaires........ Pages 1 à 8

Classifications. — Historique. — Classification anatomique. — Classification d'Alibert. — Classification proposée par l'auteur. — Dix classes. — Première classe, macules, difformités. — Deuxième classe, inflammations simples. — Troisième classe, maladies parasitaires. — Quatrième classe, fièvres éruptives. — Cinquième classe, éruptions symptomatiques. — Sixième classe, dartres. — Septième classe, scrofulides. — Huitième classe, syphilides. — Neuvième classe, cancers. — Dixième classe, maladies exotiques.............................. Pages 8 à 21

II. **DARTRES.** — Des affections dartreuses en général. — Historique du mot *dartre*. — Définition des *dartres*. — Ce que les anciens appelaient *virus dartreux*. — En quoi cette dénomination de *virus dartreux* est défectueuse. — Symptômes. — Caractères généraux des dartres. — Marche et durée. — Terminaisons. — Diagnostic. — Pronostic. — Étiologie. — Traitement.................................. Pages 21 à 54

III. **ECZÉMA.** — Premier degré. — Second degré. — Troisième degré. — Phénomènes généraux. — Marche et durée. — Terminaisons. — Siége anatomique de l'eczéma. — Erreur de M. Cazenave.. Pages 54 à 70

VARIÉTÉS DE L'ECZÉMA. — A. Variétés suivant l'aspect : 1° Eczéma simple. — Caractères. — Diagnostic. — Pronostic. — 2° Eczema rubrum. — Phénomènes locaux. — Phénomènes généraux. — Diagnostic. — Marche et durée. — Pronostic. — 3° Eczéma fendillé. — Caractères. — 4° Eczéma impétigo. — Caractères. — Phénomènes locaux. — Phénomènes généraux. — L'impétigo et l'eczéma sont une seule et même maladie. — Marche et durée. — Diagnostic. — Pronostic.................................. Pages 70 à 84

B. Variétés de l'eczéma suivant la configuration : 1° Eczema figuratum. — 2° Eczéma nummulaire. — 3° Impetigo sparsa et eczema diffusum.. Pages 84 à 85

C. Variétés de l'eczéma suivant le siége : 1° Eczema pilaris. — 2° Eczema capitis. — 3° Eczéma de la face. — 4° Eczéma du sein. — 5° Eczéma du nombril. — 6° Eczéma des parties génitales. — 7° Eczéma des mains et des pieds (il est souvent confondu avec la hernie). *a. Forme chronique. b.* Forme aiguë. — Pronostic. — Traitement. — 8° Impétigo sycosiforme. — 9° Impétigo acniforme............. Pages 85 à 107

D. Complications. — Diagnostic. — Pronostic. — Étiologie. — Traitement général, local, hygiénique...................... Pages 107 à 146

IV. **LICHEN.** — Historique. — Définition. — Symptômes locaux, généraux. — Siége anatomique du lichen : Des opinions de M. Cazenave.. Pages 146 à 152

Variétés du lichen. 1° Lichen simple. — 2° Lichen circonscrit. — 3° Lichen agrius. — 4° Lichen invétéré. — 5° Lichen urticatus. — 6° Lichen gyratus. — 7° Lichen tropicus. — 8° Lichen lividus. — 9° Lichen pilaris. — 10° Lichen podicis.................. Pages 152 à 158

Marche. — Terminaisons. — Diagnostic. — Pronostic. — Étiologie. — Causes prédisposantes. — Causes occasionnelles. — Traitement général, local, hygiénique.......................... Pages 158 à 166

V. **PSORIASIS.** — Étymologie. — Définition. — Symptômes locaux ; généraux manquent le plus souvent. — Marche et durée. Pages 166 à 171

Variétés. *a.* Variétés suivant la forme : 1° Psoriasis guttata. — 2° Psoriasis circiné ou lèpre vulgaire. — 3° Psoriasis gyrata. — 4° Psoriasis diffusa. — *b.* Variétés suivant le siége : 1° Psoriasis communis. — 2° Psoriasis capitis. — 3° Psoriasis de la face. — 4° Psoriasis des paupières. — 5° Psoriasis palmaria et plantaria. — 6° Psoriasis unguium. — 7° Psoriasis général. — Diagnostic. — Pronostic. — Étiologie. — Traitement local, général, hygiénique.................. Pages 171 à 198

VI. **PITYRIASIS.** — Étymologie. — Définition. — Analogie qui existe entre cette affection et l'eczéma à une certaine période. — Variétés : 1° Pityriasis alba ou communis. — 2° Pityriasis rubra. — 3° Pityriasis nigra. — 4° Pityriasis pilaris. — Siége anatomique du pityriasis. — Marche et durée. — Étiologie. — Diagnostic. — Pronostic. — Traitement local, général, hygiénique.............. Pages 198 et 215

FIN DE LA TABLE ANALYTIQUE.

Paris. — Imprimerie de E. MARTINET, rue Mignon, 2.

CHEZ LE MÊME ÉDITEUR

Leçons sur la scrofule et les scrofulides, sur la syphilis et les syphilides, professées à l'hôpital Saint-Louis, par le professeur HARDY, rédigées et publiées par le docteur Jules LEFEUVRE, revues par le professeur. 1 vol. in-8. Paris, 1865.. 4 fr.

Leçons sur la scrofule, considérée en elle-même et dans ses rapports avec la syphilis, la dartre et l'arthritis, par le docteur BAZIN, médecin de l'hôpital Saint-Louis. 1 vol. in-8, 2e édition, revue et considérablement augmentée. Paris, 1861.. 7 fr. 50

Leçons théoriques et cliniques sur les affections cutanées parasitaires, professées à l'hôpital Saint-Louis, par le docteur BAZIN, rédigées et publiées par le docteur POUQUET, revues et approuvées par le professeur. 2e édit., revue et augmentée. 1 vol. in-8 orné de 5 planches sur acier. 1862..... 5 fr.

Leçons théoriques et cliniques sur la syphilis et les syphilides, professées à l'hôpital Saint-Louis par le docteur BAZIN, publiées par le docteur DUBUC, revues et approuvées par le professeur. 2e édition considérablement augmentée. Paris, 1866, 1 vol. in-8, accompagné de 4 magnifiques planches sur acier, figures coloriées.. 10 fr.

Sepia.. 8 fr.

Leçons théoriques et cliniques sur les affections cutanées de nature arthritique et dartreuse, considérées en elles-mêmes et dans leurs rapports avec les éruptions scrofuleuses, parasitaires et syphilitiques, professées à l'hôpital Saint-Louis par le docteur BAZIN, rédigées et publiées par le docteur J. BESNIER, revues et approuvées par le professeur. 2e édition considérablement augmentée. Paris, 1868, 1 vol. in-8.. 7 fr.

Leçons théoriques et cliniques sur les affections cutanées artificielles et sur la lèpre, les diathèses, le purpura, les difformités de la peau, etc., professées à l'hôpital Saint-Louis par le docteur BAZIN, recueillies et publiées par le docteur GUÉRARD, revues et approuvées par le professeur. Paris, 1862, 1 vol. in-8.. 6 fr.

Leçons sur les affections génériques de la peau, professées à l'hôpital Saint-Louis par le docteur BAZIN, recueillies et publiées par les docteurs BAUDOT et GUÉRARD, revues et approuvées par le professeur. Paris, 1862 et 1865. 2 vol. in-8.. 11 fr.

Examen critique de la divergence des opinions actuelles en pathologie cutanée, leçons professées à l'hôpital Saint-Louis par le docteur BAZIN, rédigées et publiées par le docteur LANGRONNE, revues et approuvées par le professeur. 1 vol. in-8. Paris, 1866.. 3 fr. 50

Leçons sur le traitement des maladies de la peau par les eaux minérales. 1 vol. in-8. (*Sous presse.*)

Paris. — Imprimerie de E. MARTINET, rue Mignon, 2.

www.ingramcontent.com/pod-product-compliance
Ingram Content Group UK Ltd.
Pitfield, Milton Keynes, MK11 3LW, UK
UKHW020135220726
13923UKWH00001B/170